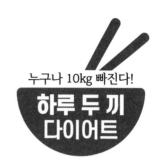

누구나 10kg 빠진다!

하루 두 끼
다이어트

누구나 10kg 빠진다!

하루 두 끼
다이어트

펴낸날 초판 2쇄 2021년 6월 30일

지은이 양형규

펴낸이 양형규
진행 양병원 출판부
디자인 책옷
일러스트 이혜진
인쇄 (주)상식문화

펴낸 곳 양병원 출판부
출판등록 제13호(윤) 1997년 4월 14일
주소 서울시 강동구 진황도로 128, 2층
전화 02-480-8014
팩스 02-480-8209
E-MAIL yanghs@yangh.co.kr
홈페이지 www.yangh.co.kr

ⓒ 양형규, 2019

ISBN 978-89-94863-10-8 13510

• 이 도서의 국립중앙도서관 출판예정도서목록(CIP)은 서지정보유통지원시스템 홈페이지(http://seoji.nl.go.kr)와
   국가자료종합목록 구축시스템(http://kolis-net.nl.go.kr)에서 이용하실 수 있습니다. (CIP제어번호 : CIP2019047625)

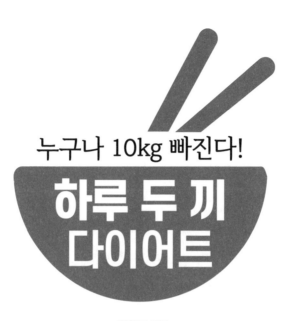

누구나 10kg 빠진다!

하루 두 끼
다이어트

양형규 지음

YBM

Prologue

나는 수분이 많은 체질로 원래부터 비만했다. 초등학교와 중학교 때 별명이 '양돼지'였을 정도로 말이다. 고2 때는 72kg, 외과 레지던트 시절인 26살에는 79kg, 개원의 시절인 40살에는 85kg으로, 줄곧 뚱뚱한 편이었다. 이런 이유로 평생 다이어트를 해왔다. 죽을 고생을 하며 다이어트를 해서 5kg을 빼도 다시 그 몸무게로 돌아오기를 반복했다. 요요현상으로 다이어트는 늘 실패였다. 평생을 이렇게 지내다가 급기야 2018년 12월에는 89kg이 되었다.

이제 더 이상 체중이 늘어서는 안 되겠다는 생각이 들었다. 마지막 기회라고 생각하고 80kg까지는 죽을힘을 다해서 빼자고 결심했다. 그래서 내린 결론은 세 가지였다. 첫째, 간헐적 단식, 즉 하루에 두 끼만 먹자. 아침식사를 먹지 말고, 대신 녹차를 1.5L 이상 마시자. 둘째, 간식과 야식을 먹지 말자. 셋째, 걷기 운동을 하자. 평일에는 되도록 반려견 순디와 함께 올림픽공원을 40분 정도 산책하고, 일주일에 한두 번은 2시간 정도 등산이나 트래킹을 하자. 이것을 실천해 2019년 7월 초, 7개월 만에 몸무게가 79kg이 되었다. 10kg이나 감량에 성공했고, 요요현상은 오지 않았다. 그리고 혈당도 떨어졌으며, 그동안 앓아왔던 아토피도 말끔히 사라졌다.

우리나라 남성의 42.3%와 여성의 26.4%가 비만이다. 즉, 인구의 3분의 1이 비만이고 당뇨병, 고지혈증, 고혈압을 앓고 있는 비율도 아주 높다. 체중을 5~10kg만 감량하더라도 이런 성인병의 대다수를 약 없이 치료할 수 있다. 비만한 사람들이 함께 체중을 감량할 수 있는 대대적인 국민운동이 필요한 이유다. 그러면 전 국민의 의료보험 비용도 많이 절약될 것이다.

사실 모든 다이어트 방법의 성공률은 10% 미만이고, 성공하더라도 95%가 요요현상이 오기 때문에 장기적인 면에서 볼 때 다이어트의 성공률은 불과 1%에 지나지 않는다. 하지만 이 책에서 소개하는 하루 두 끼 다이어트 방법은 한 달에 1~1.5kg씩 꾸준히 감량되며, 요요현상이 거의 없어 성공률이 훨씬 높다. 내가 직접 도전해 체중을 10kg 감량했기 때문에 자신 있게 권할 수 있다.

이제 아침식사 대신 녹차를 매일 마셔보자. 점심과 저녁에는 마음껏 먹더라도 8시 이후부터 다음 날 점심시간 전까지 16시간 간헐적 단식을 진행하면 건강과 체중 감량을 모두 얻을 수 있다. 하루 두 끼 다이어트 방법으로 비만한 모든 국민들이 건강하길 바란다.

2019년 12월
의학박사, 대장항문외과 전문의 양형규

Contents

Prologue

1

대국민 운동 프로젝트
하루 두 끼 시간제한 다이어트
반드시 한 달에 1.5kg씩 계속 빠진다!
천천히, 그렇지만 요요는 없다!

2

아침밥
먹지 않아도 된다!

⑤

요요 막는 좋은 습관
다시 살찌지 않는 몸만들기

반드시 한 달에 1.5kg씩 계속 빠진다!
천천히, 그렇지만 요요는 없다!

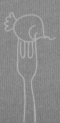

대국민 운동 프로젝트

하루 두 끼

시간제한
다이어트

아침식사 대신
녹차를 마신다

식사량을 제한하거나 운동을 하지 않고, 하루에 차만 몇 잔
씩 마셨을 뿐인데 3개월에 4kg 정도 체중이 감량되었다는 다
이어트 성공 사례는 너무도 많다. 나의 하루 두 끼 다이어
트도 간단히 요약하면 아침식사 대신 녹차를 중심으로 차
를 1.5L 이상 마시자는 것이 핵심이다.

　녹차를 마시는 가장 기본적인 이유는 수분 섭취 부족으로 인
해 발생할 수 있는 탈수 증상을 막기 위함이다. 하지만 내가 강

조하고자 하는 면은 따로 있다. 아침은 섭취의 시간이 아니라 배설의 시간이다. 아침에 식사를 하면 위가 자극되어 위·대장 반사운동이 일어나 배변이 쉬운데, 식사 대신 녹차를 마시면 위에 녹차물이 들어가 위·대장 반사운동을 유발하여 쉽게 배변을 할 수 있다. 배설이 잘 되어야 장이 건강해진다. 건강한 장 역시 다이어트에 중요한 요소다. 장 속 비만균과 날씬균과도 연관이 있다. 또한 녹차를 충분히 마시면 허기를 채울 수 있으며, 녹차 자체에는 체중 감량에 도움되는 성분이 함유되어 있어 다이어트에도 직접적으로 도움이 된다.

다이어트 성공을 극대화하는 '아침의 녹차'

하루 두 끼 다이어트를 실천할 계획이라면 아침식사를 하지 않는 대신 녹차를 마셔보자. 가장 쉽고 합리적이며, 효과는 강력하다.

녹차가 체중을 감량시키는 데 가장 큰 역할을 하는 성분은 바로 '카테킨Catechin'이다. 녹차에 함유된 카테킨은 신진대사를 촉진하고, 체지방 연소를 증가시키는 동시에 체지방 축적도 억제하여 체중 감소에 효과적이다. 성인 비만율이 40%에 달해 큰 골칫거리인 미국에서는 녹차가 체중 조절에 효과가 있는 건강식품으로 각광받고 있다. 따라서 다이어트를 원하는 사람은 매일 녹차를 3잔 이상 마셔보자. 반드시 효과가 나타난다. 카테킨이 몸속에 들어가면 체중 감량과 어떤 작용을 하는지 더 자세히 알아보자. 카테킨의 항암 효과 등 다른 작용은 뒤에서 다루기도 한다.

지질의 흡수 억제

동물실험에서 녹차 추출액이나 카테킨 성분을 투여했더니 혈청 콜레스테롤이 떨어졌다. 이는 카테킨이 콜레스테롤의 배설을 증가시키고, 콜레스테롤의 장관 내 흡수를 억제해 일어난 것이다.

체지방 축적 억제와 지방분해효소(리파아제)의 활성화

동물실험에서 녹차 추출액을 쥐에게 16주간 먹인 뒤 녹차 추출액을 안 먹인 대조 그룹과 비교했더니 녹차 추출액을 먹인 그룹은 복강 내 지방 조직이 감소했다. 카테킨 성분이 체지방의 축적을 억제하고 체지방을 분해한 것으로, 이를 뒷받침하는 논문이 많다.

렙틴 생산 유도 가능성

카테킨을 쥐의 복강에 집어넣었더니 식욕 억제 호르몬인 렙틴이 많이 나와 체중 감소가 일어났다. 따라서 녹차를 매일 3잔 이상 마시면 렙틴이 평소보다 더 분비되어 식욕이 억제된다.

지질의 산화와 에너지 소비 증가

녹차 추출물을 식사할 때마다 함께 먹으면 살을 찌게 만드는 지질과 당질 등 에너지 생산원의 흡수가 억제되고, 흡수되는 지방을 연소시켜 에너지 소비량이 증가한다.

🕐 녹차 1.5L 마시기

나는 하루 두 끼 다이어트를 시작하면서 아침에는 늘 녹차를 중심으로 차를 1.5L 마신다. 녹차만 마시기 지겹거나 먹기 싫어질 때는 보이차나 홍차로 변화를 준다. 차가 발효될수록 카테킨 함량이 줄어들기 때문에 녹차만큼은 아니더라도 홍차와 보이차에도 카테킨 성분이 함유되어 있다. 또 보이차에는 지방 흡수를 막아주는 '갈산Gallic Acid'이라는 성분도 있어 어느 차를 마셔도 체중 감량 효과가 있어 취향에 따라 선택해도 좋다.

녹차를 우릴 때는 70℃의 온도가 적당하다. 너무 뜨거운 물로 차를 우리면 영양분이 파괴되고, 너무 찬물로 우려내면 차 속의 성분이 제대로 우러나지 않아 차의 제맛이 나지 않고 싱거워진다. 잎차의 경우 60~70℃의 온도에서 2~3분 정도 우려내야 적당하다. 녹차 티백은 70℃ 내외에서 20~30초 정도 우린다. 고급 녹차일수록 낮은 온도에서 우려야 제맛이 난다. 홍차나 우롱차, 보이차처럼 발효된 차는 비교적 높은 온도에서 단시간에 우려내야 제 향이 난다.

🍵 녹차 마실 때 주의할 점

❶ 팔팔 끓인 물에 우리지 않고 70℃ 정도의 따듯한 물에 우려 마신다.

❷ 티백은 다시 우려먹지 않는다. 두 번째 우리면 카테킨이 첫 번째 우린 것의 30~40%, 세 번째 우린 것은 1% 미만이다. 한 번 우리고 나면 과감하게 버린다.

❸ 너무 진하게 우리지 않는다. 찻잎을 많이 넣고 우리거나 너무 오래 우리면 녹아 있는 카테킨의 양이 많아져 맛이 너무 떫고 써진다.

❹ 위가 나쁜 사람은 공복 시에 녹차를 마시면 카페인 때문에 속이 쓰릴 수 있으므로 조심해야 한다.

❺ 식사 직전이나 직후엔 녹차를 마시지 않는다. 식사 직전이나 직후에 녹차를 마시면 소화 효소가 희석되어 좋지 않다. 식후 30분 정도 지난 뒤 마시는 게 좋다.

❻ 녹차를 우린 찻물로 약을 먹지 않는다. 녹차의 강한 이뇨작용 때문에 약이 체내에 잔류하는 시간이 짧아진다.

❼ 묵은 녹차는 마시지 않는다. 1년 이상 지난 녹차는 과감히 버리자. 숙성시켜 마시는 차(보이차)는 유통기한이 없다고 봐도 되지만, 일반적인 차나 가향차는 유통기한이 최대 2년 정도다.

🕐 홍차를
마시고 싶다면

전 세계 차 생산량의 약 75%를 차지하는 것이 홍차다. 붉은빛을 띠어 동양에서는 '홍차'라고 하고, 서양에서는 '흑차Black Tea'라고 부른다. 건강에 좋은 카테킨 함유량은 홍차가 녹차의 절반 정도지만, 맛과 향이 더 좋아 일반적으로 가장 많이 음용하는 차다.

홍차도 제대로 우려먹어야 맛과 향을 즐길 수 있다. 홍차 우리는 방법을 소개한다.

① 홍차 잎을 우릴 경우
홍차 잎을 티포트에 넣고 끓는 물을 부어 2분간 우린다. 차를 우리는 중간에 찻잎을 한 번 휘저어주는 것이 좋다. 찻잔에도 먼저 끓는 물을 부어 찻잔을 따듯하게 데워놓았다가 그 물을 버린 뒤 우린 홍차를 따라 마신다.

② 홍차 티백을 우릴 경우
찻잔에 뜨거운 물을 부어 잔을 데운 후 물을 버린다. 데운 찻

잔에 홍차 티백을 넣고 다시 뜨거운 물을 부어 약 2분간 우린다. 티백은 오래 담가두지 않는다. 티백을 꺼낼 때 강하게 눌러 짜면 찻잎의 쓰고 떫은맛이 우러나올 수 있으므로 눌러 짜지 않고 그대로 천천히 꺼낸다.

홍차 고유의 향을 우려내는 4가지 골든 룰

① 물

산소가 풍부한 신선한 물이 좋다. 홍차는 점핑이 많이 이루어질수록 맛있게 우려진다. 점핑이란 뜨거운 물에 찻잎을 넣었을 때 찻잎이 위아래로 움직이는 것을 말한다. 점핑은 산소가 많아야 잘 이루어지기 때문에 정수기 물보다 수돗물을 받아 끓인 뒤 찻잎을 우리는 것이 더 좋다.

보통 1회분의 홍차를 끓일 때 300~400mL 정도의 물을 사용한다. 점핑을 위해 티포트나 찻잔보다 20~30cm 정도 위에서 물을 붓다가 어느 정도 채워지면 높이를 내려 끝까지 붓는다.

② 온도

녹차는 70℃의 따뜻한 물이 적합한 반면 홍차는 100℃로 끓인 뜨거운 물이 좋다. 물이 끓기 시작하면 불을 바로 끄고 홍차를 우린다. 차를 우리는 동안 불을 켜놓고 물을 계속 끓이면 산소가 빠져나가 점핑이 잘 안되기 때문에 좋지 않다. 홍차의 맛과 향을 제대로 우려내려면 점핑이 중요하다는 것을 기억해두자.

③ 찻잎의 양

한 잔의 홍차를 우릴 때는 약 3g 정도의 찻잎이 적당하다. 참고로 티스푼으로 1개면 3g 정도 된다.

④ 시간

홍차의 잎이 크면 조금 길게, 잎이 작으면 좀 더 짧게 우려낸다. 보통 일반적으로 3분 정도가 적당하다.

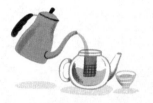 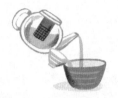

❶ 신선한 물을 끓여 티포트와 찻잔을 데운다.

❷ 데워진 티포트와 찻잔의 물을 버린다.

 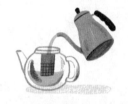

❸ 티포트에 홍차 잎을 넣는다. 한 잔당 3g이 적당하다.

❹ 뜨거운 물을 티포트보다 20~30cm 위에서 붓다가 점점 내려가며 붓는다.

 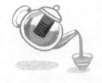

❺ 찻잎을 휘저어 점핑이 잘 이루어지도록 한다.

❻ 따듯하게 데워진 찻잔에 따라 홍차의 맛과 향을 즐긴다.

▲ 홍차 우리는 방법

하루 두 끼
다이어트 따라잡기

8시간 먹고
16시간
단식하라!

하루 두 끼 다이어트 핵심 노트

☑ 8시간 동안 배불리 먹고 16시간 단식한다

아침식사는 녹차로 대신하고, 점심식사와 저녁식사를 한다. 저녁 8시 이후부터 다음 날 점심시간인 12시까지 총 16시간 물만 먹는 간헐적 단식을 한다.

☑ 아침식사 대신 녹차를 마신다

분말 녹차를 물에 타서 오전 시간에 1.5L 정도 마신다. 녹차 대신 보이차나 홍차로 바꾸어도 좋다. 녹차만 마시기 힘들 때는 녹차 1L, 보이차 1잔, 블랙커피 1잔을 마신다.

☑ 간식과 야식은 절대 먹지 않는다

인슐린 분비량을 줄이고, 긴 공복 시간 동안 지방을 분해하기 위해 8시 이후에는 그 어떤 음식물도 먹지 않는다. 단, 탈수 증상을 막기 위해 물은 충분히 섭취한다.

가장 쉽다!
점심식사, 저녁식사만 먹기

내가 실천해 효과를 본 방법으로 가장 따라 하기 쉽다. 오전에 아침식사 대신 녹차 1.5L를 마신다. 나의 경우 녹차만 마시는 것이 힘들어 설탕을 넣지 않은 블랙커피 1잔, 보이차 1잔, 분말 녹차로 우린 녹차 1L를 마신다. 점심식사와 저녁식사를 한 뒤 저녁 8시부터는 아무것도 먹지 않는다. 즉, 저녁 8시부터 다음 날 점심시간인 12시까지 16시간 동안 간헐적 단식을 진행한다. 중간중간 탈수를 막기 위해 수분은 충분히 섭취한다.

아침식사를 하지 않으면 점심식사나 저녁식사를 할 때 과식할 가능성이 커지며, 몸이 공복 상태에 대비해 에너지(지방)를 저장하려는 상태로 전환되기 때문에 다이어트를 할 때도 아침식사를 하는 것이 좋다고 알려져 왔다. 의사나 전문가들이 저술한 수많은 다이어트 책에도 한결같이 '아침식사는 꼭 해라!'라고 되어 있다. 실제로 세끼 식사를 할 때는 아침식사가 포만감을 크게 해 다이어트에 도움이 된다. 하지만 조금 더 관리하기 쉬운 다이어트를 위해 아침식사를 생략하길 권한다. 현대인들의 아침은 너무 바쁘고 피곤하다. 식사를 챙겨 먹기보다는 조금이라도 잠을 더 자고 싶다. 그래서 실제로 아침식사를 안 먹는 사람이 상당수다. 이미 아침식사를 먹지 않는 경우가 많으니, 하루 두 끼 다이어트를 한다면 가장 쉽게 선택하고 적응할 수 있는 방식이다. 나도 이 방법으로 7개월간 10kg 감량에 성공했다. 어떤 것보다 가장 추천하는 방법이다.

🕐 아침에는 녹차로
수분을 섭취하자

아침식사를 하지 않으면 많은 장점을 포기해야 하고 탈수에도 빠지기 쉽다. 밤사이 수분 섭취 부족으로 탈수 증상이 나타나면 피부가 건조해지고 맥박이 빨라진다. 심하면 어지러움과 메스꺼움을 동반하기도 한다. 그래서 나는 아침에 식사를 하지 않는 대신 블랙커피 1잔과 보이차 1잔, 녹차를 1L 정도 마신다. 탈수를 막기 위해 물을 마시는 것인데 한 번에 많은 물을 섭취하기 힘들기 때문에 커피와 차를 함께 마시고 있다. 설탕을 넣지 않은 커피와 녹차의 열량은 미미하기 때문에 체중에 영향을 미치지 않는다. 오히려 커피와 녹차에 포함된 카페인이 신진대사를 활성화시켜 에너지를 소비하도록 만들어 체중 감량에 도움이 된다. 단, 설탕은 절대 넣지 말아야 한다. 당분이 많이 함유된 과일주스를 포함한 각종 음료도 먹지 않는 것이 좋다.

아침식사를 하지 않고 차를 마시면 수분 섭취와 배변의 이점을 얻을 수 있다. 그렇다고 아침식사의 이점을 완전히 포기하게 되는 것도 아니다. 나는 커피와 녹차를 마시고 용변을 2회 정도 본 후 출근하여 하루를 시작하는데, 공복 상태임에도 오전에 활기가 넘친다. 아침식사를 안 먹기 시작한 후로 힘이 더 넘쳐나 덩달아 목소리까지 커졌다. 진료할 때도 큰 소리로 말하니 환자들이 잘 알아듣고 자신감까지 넘쳐 보인다. 아침식사를 할 때는 소화를 위해 위장에 몰렸던 혈액이 아침식사를 하지 않자 온몸으로 퍼져 산소 공급이 더 잘 되어 일에 능률이 난다. 과거엔 아침식사를 해야 일의 능률이 오른다고 생각했는데 이제는 반대로 공복 상태일 때 일의 능률이 더 오른다.

🕐 8시 이후의 공복 시간은 살이 빠지는 골든타임

하루 두 끼 다이어트를 꾸준히 할 수 있는 이유는 배고픔을 크게 느끼지 못하기 때문이다. 8시간 동안은 내가 먹고 싶은 것을 양껏 먹을 수 있다. 여느 다이어트 방법처럼 식단을 구성하거나 먹지 말아야 할 식사의 종류도 없다. 단지 생각할 것은 '언제 먹을지' 이 한 가지이다. 간헐적 단식은 시간제한만 둘뿐이지, 먹을 것을 제한하지는 않는다.

평소 나는 12시에 점심식사를 한다. 점심식사의 밥양은 종전의 70% 정도로 줄였다. 대신 반찬은 평소처럼 다 먹는다. 즉 탄수화물의 양만 줄였다. 저녁식사는 7시에 먹기 시작해서 30분 정도 식사를 한다. 식탐이 있어 100~120% 배불리 먹는다. 식사 직후에 과일과 과자도 소량 먹는다. 그러나 8시 이후부터는 물 이외에 아무것도 먹지 않는다. 8시부터 다음 날 점심식사 시간인 12시까지 16시간 동안 물과 차만 먹고 단식한다.

이런 방법으로 아침식사를 안 먹고 점심식사와 저녁식사를 하면 인슐린의 분비량은 다음과 같다.

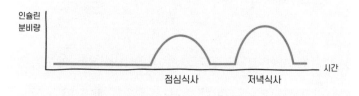

▲ 아침식사를 하지 않을 때 인슐린 분비량

저녁식사 이후부터 아무것도 먹지 않고 다음 날 점심식사를 할 때까지 최대 18시간, 짧아도 15~16시간 정도의 단식 시간이 생긴다. 이 시간 동안은 인슐린 분비량이 거의 없는 상태가 유지된다. 이때 우리 몸은 음식 섭취가 없어 부족해진 포도당을 대신해 지방을 분해하여 에너지를 얻는다. 즉, 충분한 공복 시간만 가지면 지방을 분해해 체중이 줄어든다. 저녁식사를 많이 하더라도 섭취한 열량이 에너지가 부족한 시간 동안 모두 사용되기 때문에 체중에 대한 걱정은 하지 않아도 된다. 이 방법은 저녁식사 때 마음대로 먹을 수 있어 나처럼 식탐이 있는 사람에게 적합하다.

🕐 술을 마셔도 좋다!
단 9시부터는 금식하자

저녁식사 시간은 우리가 대인관계를 넓히고 가족관계를 좋게 만드는 데 중요하다. 저녁식사를 안 하는 것보다 아침식사를 안 하는 것이 탁월한 선택이다. 하루를 마무리하는 시간에 사람들을 만나 대화를 나누고 정을 나누는 일은 건강보다는 아니겠지만, 어쨌든 포기할 수 없는 부분이다. 이른 시간에 만날 수 있다면 좋겠지만 주로 저녁 늦게 약속이 잡힌다. 아침식사를 포기함으로써 우리는 이런 귀중한 시간을 편안한 마음으로 누릴 수 있다. 만약 저녁에 식사를 하고 술을 먹게 되는 경우, 식

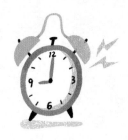

9시 술자리 끝내기

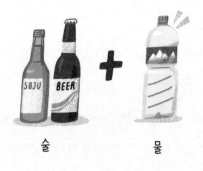

술   물

사를 마치는 시간이 평소 저녁식사 시간보다 1~2시간 정도 늦을 것이다. 괜찮다. 대신 자리를 옮겨가며 오래 먹고 마시는 것이 아니라 1차에서 끝내는 것이 바람직하다. 9시까지라면 크게 문제 될 것이 없다.

사실 잦은 술자리는 건강에도 다이어트에도 좋지 않다. 하지만 대인관계를 위해서는 필요악이므로 만약 술을 마셔야 한다면 가능한 한 적은 양을 짧은 시간에 물과 함께 마신다. 술을 마시면서 물을 많이 마시고, 다음 날에도 충분한 양의 물을 마셔 알코올이 몸에서 빨리 배출되도록 한다. 술은 탈수를 동반해서 몇 잔 먹고 나면 목이 마른다. 그러면 우리 몸에선 술을 물로 착각해 술을 더 먹게 된다. 소위 술이 술을 먹는 현상이 벌어지는 것이다. 이때 물을 먹어야 좋다.

나는 술 약속이 잡힌 날은 2L 생수와 종이컵을 반드시 가지고 간다. 사람들은 "양박사와 술을 먹으면 다음 날 뒤끝이 좋다"라고 말하는 것의 비밀이다. 여러분도 따라 해보길 강력히 권한다.

아침식사 안 하고
하루 두 끼 실천하기

1 아침식사 대신 녹차, 커피, 물로 수분을 섭취해 배변 활동을 촉진한다.

2 점심식사의 밥양을 전에 먹던 양의 70% 정도로 줄인다. 맛있는 반찬은 그대로 먹어도 무방하다.

3 저녁식사는 대인관계를 위해 자유롭게 100~120% 섭취하고, 모임에서 술을 마셔도 좋다. 술을 마셨다면 물을 많이 마셔 알코올을 몸에서 빨리 배출시킨다.

4 야식이나 간식은 절대 먹지 않는다.

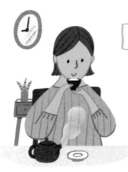

9시, 아침식사 대신 차

녹차 1.5L 충분히 마시기

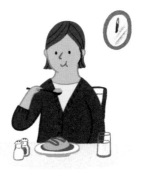

12시, 점심식사

평소 먹던 양의
70% 정도만 먹기

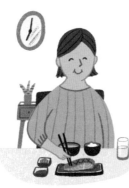

7시, 저녁식사

마음껏 먹되, 간식과 야식은
절대로 먹지 않기

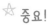 중요!

저녁식사 후(8시)부터 다음 날 점심시간 전(12시)까지
16~18시간 정도 공복을 유지한다.

체중 감량 최고!
아침식사, 점심식사만 먹기

체중 감량에 가장 효과가 큰 방법이다. 보통 스님들은 새벽 3시에 기상해 독경과 참선을 하고 아침식사는 6시, 점심식사는 12시에 한다. 그리고 저녁식사를 하는 곳도 있지만, 대부분 정오 이후에는 금식을 한다. 하루의 수행을 마치고 저녁 8~9시경 취침한다.

저녁식사를 하지 않는 다이어트 방법은 바로 스님처럼 하루 일과를 보내는 것이다. 단지 회사를 가야 하고 다른 일정이 있는 것을 고려해 시간대만 자신에게 맞도록 바꾸면 된다. 7시에 아침식사를 하고 2시쯤 늦은 점심식사를 한다. 3시 이후부터 다음 날 아침식사 시간인 7시까지 단식한다.

인슐린 분비량을 최소화하는 최강의 방법

아침식사와 점심식사만 한다면 과식이나 고열량 섭취의 가능성이 확연히 줄어든다. 외식의 횟수가 줄어들고 저녁 회식이나 모임에 참여하더라도 음식이나 술을 먹지 않아 빠르게 살을 뺄 수 있다. 두 끼를 섭취하면서 과식을 하더라도 저녁식사 때 과식하는 것보다는 조건이 좋다. 이 방법으로 다이어트를 할 때 가장 효과적이 되려면 아침식사를 많이 하고 점심식사를 보통 수준이나 보통보다 적게 먹는다. 아침식사를 많이 먹어도 자기 전까지 에너지를 소비할 시간이 충분하다.

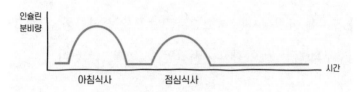

▲ 저녁식사를 하지 않을 때 인슐린 분비량

인슐린 분비량을 함께 보자. 그냥 평소처럼 아침식사를 적게 먹고 점심식사를 많이 먹는 상태에서 저녁식사만 생략해도 효과적이다. 하지만 아침식사를 많이 먹고 점심식사를 조금 적게 먹는 방법이 하루 종일 더 큰 포만감을 주어 간식 먹을 확률을 줄이고 체중 감량을 더 쉽게 할 수 있게 한다.

🕐 가장 효과적이지만, 실행하기 어렵다

저녁식사를 안 먹는 방법이 체중을 줄이는 데 가장 효과적인 이유는 4가지가 있다. 첫째, 저녁 시간에 가장 높은 칼로리의 음식을 섭취하는 일이 많다. 둘째, 술을 주로 밤에 마시며 셋째, 저녁 시간에는 활동량이 줄어든다. 넷째, 저녁식사 후 취침 전까지 음식이 충분히 소화될 수 있는 시간이 부족해 살이 찔 가능성이 높다.

다이어트에 방해되는 이런 요인들은 저녁식사를 하지 않음으로써 제거할 수 있다. 그러나 사회생활을 하는 사람들에게 저녁식사를 안 먹는 것은 매우 괴로운 일이다. 그래서 아침식사를 먹지 않는 것을 가장 추천하는 편이다. 우리는 저녁때 모임이 있는 경우가 많아 그때마다 금식을 지속하기가 어렵다. 단기간이라면 모르겠지만, 모임에 나가지 않거나 나가더라도 식사를 하지 않는 것을 지속하기는 힘들다. 다이어트를 하는 본인도 괴롭지만 주변 사람들도 미안해하고 불편해지는 상황이 발생할 수 있다. 함께 먹지 않는 식사 자리는 함께 있는 사람에게 불편하다. 인간관계에 나쁜 영향을 주어 직장생활이나 자신의 사업에 지장을 줄 수 있다.

🕐 중간에 포기할 바엔
아침식사를 안 하는 방법이 낫다

저녁식사를 하지 않는 방법이 체중 감량에 가장 효과적이므로 오후 공복을 잘 견딜 수 있다면 이 방법을 택하라고 권한다. 하지만 보통 아침식사를 안 하는 방법을 추천한다. 가장 쉽게 따라할 수 있기 때문이다. 스님들처럼 저녁식사를 안 했을 때 아침식사를 7시에 하고 점심식사를 12~1시 사이에 한다면 6시간 식사, 18시간 금식이 되어 가장 효과가 크지만, 실행이 힘들다. 활동이 가장 활발한 오후 시간을 공복으로 견딘 후 금식 시간의 끝에서야 잠을 자기 때문에 가장 긴 배고픔을 견뎌야 한다. 이것이 실행이 힘든 이유다. 때문에 중간에 간식을 찾게 될 수 있고, 간식을 통제하지 못하면 곧 식사가 된다. 빠르게 체중을 감량하기 위해 남들보다 어려운 방법을 택했는데 결과가 남들보다 못할 수 있다. 통제하지 못한 저녁 간식은 다이어트 기간 중 죄의식으로 다가와 몸도 마음도 힘들어진다.

다시 한번 강조하지만, 우리는 오래 지속할 수 있는 다이어트 방법이 필요한 것이지 단기간에 날씬하게 만들어줄 방법이 필요한 것이 아니다. 단기간에 날씬해지는 방법이 필요한 사람들은 따로 있다. 물론 이 사람들도 요요현상이 오기 쉽지만, 요요현상이 오더라도 건강에 크게 지장이 없는 사람들만 단기간 다이어트 방법을 선택해야 한다. 저녁식사를 안 하는 것은 그동안 다이어트에 실패했던 이유와 같은 이유로 실패할 가능성이 너무 크다. 그래서 나는 이 책에서도, 내 환자들에게도, 지인들에게도 아침식사를 안 하는 하루 두 끼 다이어트 방법을 수백 번 권한다.

저녁식사 안 하고
하루 두 끼 실천하기

1 가장 효과적인 하루 두 끼 다이어트 방법이다.

2 아침식사를 많이, 점심식사를 적게 하면 더 효과적
이다.

3 가끔씩 저녁에 모임이 있다면 세끼를 먹어도 괜찮다.

4 저녁식사를 안 하면 가장 긴 배고픔을 견뎌야 하므
로 오래 지속하기 힘들다.

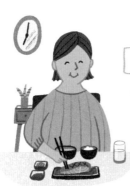

7시, 아침식사

충분히 양껏 먹기

2시, 점심식사

평소 먹던 양의
70% 정도만 먹기

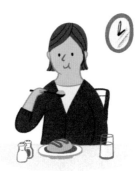

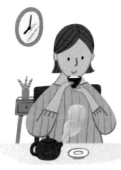

8시, 저녁식사 대신 차

녹차 1.5L와 물 충분히 마시기

☆ 중요!

점심식사 후(3시)부터 다음 날 아침식사 전(7시)까지
16시간 정도 공복을 유지한다.

즐겁게 뺀다!
5일만 두 끼, 2일은 자유롭게 먹기

다이어트 중 어쩌다 한 번씩 먹고 싶은 것을 먹으면 다이어트를 망치는 것이 아니라 오히려 체중 감량에 도움이 된다는 연구 결과가 있다. 그 결과에 따르면 간헐적으로 자유롭게 먹는 동안 약간의 체중 회복이 있더라도 다시 다이어트 식단으로 돌아가면 계속 다이어트 식단만 먹는 것보다 효율적으로 체중이 감량된다. 스트레스를 덜 받으면서 같은 양의 체중을 감량할 수 있는 것이다.

사친 판다 교수도 시간제한이 일시적으로 중단되거나 주기적으로 제한 없는 식사를 했을 때 시간제한 식이요법의 효과가 지속되는지 실험했다. 시간제한 식사를 하는 그룹과 자유 식사를 하는 그룹에 많은 양이지만 같은 양의 음식을 주고 섭취 시간에만 차이를 두었다. 일주일에 5일은 시간제한 식사(간헐적 단식)를 하고 2일은 자유 식사를 하는 패턴을 12주간 유지한 그룹은 12주간 같은 양을 매일 자유롭게 식사한 그룹이 61% 체중 증가한 것에 비해 불과 29%만 체중이 증가하는 결과를 보였다. 같은 양의 식사를 하더라도 단지 일주일에 5일간 시간제한을 했을 뿐인데 시간제한이 없던 그룹보다 살이 덜 찐 것이다.

이렇게 시간을 제한하는 것 하나만으로도 많이 먹더라도 살이 덜 찔 수 있고, 적게 먹는다면 살이 빠지는 효과를 볼 수 있다. 습관을 만들기 위해 매일 두 끼 식사만 하는 것이 좋지만, 일주일에 한두 번 정도는 자유롭게 먹어도 비슷한 효과를 볼 수 있는 것이다. 매일 하루 두 끼를 먹는 것이 힘들다면 가끔씩 제한을 풀고 자유롭게 식사하자. 단, 하루에 두 끼 식사를 하기로 한 날에는 철저히 두 끼를 먹는다.

🕐 쉬는 시간이
동기부여가 된다

노는 것을 제외하고 무슨 일을 하더라도 주기적으로 자유시간
(휴식 시간)을 가지면 스트레스를 덜 받는다. 그리고 무엇이든 스
트레스를 덜 받으면 더 오래 지속하는 것이 가능해진다. 쉬
지 않고 매일 하루 두 끼를 실천하면 빠른 체중 감량이 눈에 보
여 그 즐거움으로 다이어트에 몰입할 수 있다. 하지만 체중은 그
렇게 쉽게 빠지지 않는다. 서서히 빠진다. 그러므로 빨리 결과
를 보기 위해 무리해서 매일 실천할 필요는 없다.

일주일 중 평일만 하루 두 끼를 하고 주말은 세끼를 먹
거나, 특정한 요일을 정하지 않고 불시에 생기는 모임을 한
두 번 즐기자. 스트레스를 적게 받을 수 있다. 시간제한을 여
유롭게 하면 다이어트를 하는 느낌이 줄어들어 마음도 편안해
진다. 다이어트 기간은 조금 길어지겠지만 매일 실천하는 것
보다 오래 유지할 수 있다. 하지만 사람은 실험처럼 모든 조건
이 완전히 통제되지 않기 때문에 체중 감량을 위해서는 세끼 식
사를 이틀보다는 하루만 자유롭게 하는 것이 더 좋다.

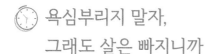

욕심부리지 말자,
그래도 살은 빠지니까

나는 아침식사를 하지 말 것을 강조하고 또 강조한다. 하지만 최종 선택권은 온전히 여러분, 자신에게 있다. 자신의 생활습관에 맞게 아침식사, 점심식사, 저녁식사 중에서 어떤 끼니를 생략할지 선택하고, 일주일에 몇 번이나 실천할지 정한다. 그러면 지금 당장 해야 할 일은 끝났다. 이 두 가지만 내게 맞게 정하고, 잘 지키는 것을 목표로 하면 그간 어렵게 생각했던 다이어트가 쉬워지고 돈도 들지 않는다. 이 방법으로 살이 빠지고 다이어트에 자신감이 생기면 식이조절을 더 하거나 운동을 조금씩 더 해가는 것도 가능해진다.

시작은 욕심을 부리지 않는 것이 핵심이다. 욕심을 부리지 않아도 살은 빠진다. 그렇다고 방심하면 안 된다. 살이 빠지는 즐거움을 느껴보고 단계적으로 운동량을 늘린다면 체중 감량과 건강 두 마리 토끼를 모두 잡을 수 있을 것이다.

차의 분류 & 주요성분

나는 친구들과 통화할 때 "오늘 차 한잔해"라고 곧잘 말한다. 다이어트를 위해 차를 마시기 시작했지만, 지금은 차 자체를 완전히 즐기고 있다. 이 책을 준비하면서 차에 관한 책을 여러 권 읽고 공부도 했다. 아주 친근한 음료지만, 사실 우리는 차에 대해 잘 모른채 마시고 있다. 아침식사 대신 많은 양의 차를 마시는데 알고 먹으면 더 좋을 거라고 생각해 차에 관해서도 이야기해보려 한다. 사실 나는 이 글을 쓰며 차에 더 매료되었고, 여러분들도 차의 신세계로 인도하고 싶다.

차의 분류

	불발효	경발효	반발효	발효	후발효
색분류	녹차	백차	청차	홍차	흑차
발효 정도	0%	10%~	15~65%	85%~	
대표 차	용정차 백라춘	백모단	포종차 우롱차	홍차	보이차

▲ 발효 정도에 따른 차의 분류

① 불발효차

녹차가 대표적이다. 찻잎을 딴 후 산화를 막기 위해 바로 열처리한다. 가마솥에서 덖거나 증기로 쪄 산화효소를 억제해 녹색을 그대로 유지한다. 비타민 C와 카테킨이 가장 풍부하다.

② 반발효차

발효도가 15~65% 되는 차로, 찻잎을 딴 후 햇볕이나 그늘에서 시들리기와 흔들어주기를 해 찻잎 일부를 산화시킨다. 발효 정도에 따라 약발효차와 강발효차로 구분한다. 녹차에 비해 오랜 시간이 지나도 맛과 향이 유지된다. 우롱차가 이에 속한다.

③ 발효차

발효도가 85% 이상 되는 차다. 찻잎을 시들리기와 비비기를 반복하여 산화를 극대화하도록 건조시킨다. 붉은색을 띠고 타닌의 함량이 높다. 홍차가 대표적이다.

④ 후발효차

녹차와 같이 열처리를 해서 찻잎의 산화효소를 파괴한 후 미생물이 번식하여 발생하는 열에 의해 폴리페놀 성분이 산화되어 만들어진 차다. 폴리페놀 성분의 산화에 의해 떫은맛이 적다. 황차와 흑차가 여기에 속하며 오래 숙성할수록 값이 비싸진다. 보이차가 대표적이다. 참고로 발효 정도에 따라 카테킨 함량과 비타민 C 함량을 밝힌다. 발효가 되면서 카테킨 함량과 비타민 C 함량은 낮아진다. 그러나 맛은 더 좋아진다고 할 수 있다.

	카테킨 함량(%)	비타민 C 함량(mg)
녹차	12~16	150~250
우롱차	8~10	10~30
홍차	5~7	0

▲ 발효차의 카테킨과 비타민 C 함량

차의 주요성분

① 폴리페놀

폴리페놀의 80~90%는 카테킨으로 차의 향과 색, 맛에 영향을 주는 가장 중요한 성분이다. 카테킨은 다이어트 효과, 지방 흡수 억제, 암 발생 억제, 항산화, 항균작용, 소염작용, 항알레르기작용, 혈압 상승 억제 효과가 있다. 노화 방지 약품, 다이어트 약품, 화장품에 널리 쓰인다. 폴리페놀은 가수분해형 타닌과 축합형 타닌으로 나눠지는데, 카테킨은 축합형 타닌이다.

② 카페인

강심작용, 이뇨작용, 근육 이완, 위산 분비 자극 등의 역할을 한다. 카페인은 카테킨과 함께 차의 주요성분이다.

카페인은 각성작용이 있어 졸음을 쫓고 피로감에서 벗어나게 해준다. 반면 심장이 혈액을 잘 분출시키는 강심작용은 몇 시간이 지나면 심장에 약간 무리가 될 수 있어 양을 조절해야 한다. 차 이외에도 커피, 카카오, 콜라, 마테차에도 카페인이 함유되어 있다.

카페인은 융점 238℃의 백색 결정이다. 120℃에서 승화되고 뜨거운 물에 녹으면 특유의 맛이 난다. 카페인은 차에 함유된 카테킨, 데아닌 성분과 결합해 낮은 온도에서 침전을 형성하는데, 이러한 이유로 체내에 흡수되는 양이 적어 커피의 각성작용보다는 효과가 미미하다. 차에는 카페인뿐 아니라 구조식이 비슷한 테오브로민과 테오피린도 함유되어 있다.

커피 1잔에는 70~200mg의 카페인이 들어 있으며, 녹차 1잔에는 15~30mg이 들어 있다. 성인의 경우 하루 400~500mg의 카페인을 섭취해도 특별한 부작용이 없다. 따라서 성인은 하루 15잔의 녹차는 안정적으로 허용된다. 임산부는 카페인 300mg이 허용되어 10잔, 소아는 체중 1kg당 2.5mg 이하만 허용된다.

	메틸산틴 함유량(mg)		
	카페인	테오브로민	테오피린
차 1잔	15~30	2	1
커피 1잔	70~200		
코코아 1잔	5	250	
콜라 1잔	40		

▲ 차와 음료의 메틸산틴 함유량

③ 비타민

찻잎에는 비타민 C, 비타민 E, 베타카로틴이 풍부하게 함유되어 있어 발암 방지, 노화 억제, 면역력 증강 등의 효과가 뛰어나다. 일반적으로 비타민 C는 열에 약하지만, 차에 들어 있는 비타민 C는 열에 비교적 강한 편이다. 차에 함유되어 있는 카페인, 폴리페놀(카테킨)이 비타민 C를 더욱 안정적이고 효과적으로 만들어주기 때문이다. 비타민 E나 베타카로틴은 불용성이기 때문에 물에 우려서 섭취할 때는 효과가 없고, 말차(가루차)로 먹어야 효과를 볼 수 있다.

④ 아미노산

차의 감칠맛을 내는 성분으로 카테킨의 떫은맛, 카페인의 쓴맛과 더불어 차의 맛을 구성하는 요소다. 찻잎의 아미노산은 28종으로 구성되어 있으며 이중 데아닌이 50% 이상을 차지하는데, 이는 감칠맛을 내는 주요성분이며 카페인의 활성을 억제한다. 아미노산은 강한 햇빛을 받으면 카테킨 성분으로 변화하므로 햇빛을 덜 받은 어린잎에 많이 함유되어 있다. 그래서 감칠맛이 많이 나는 어린잎이 맛이 더 좋고, 비싸다. 그러나 어린잎에는 카테킨이 적게 함유되어 있어 약효는 떨어지는 편이다. 아미노산 중에는 혈압 강하 작용을 하는 GABA γ-Aminobutyric Acid도 포함되어 있다. 찻잎을 딴 후 질소가스가 들어 있는 용기에 수 시간 놔두면 GABA가 10~20배로 증가한다. 이 원리로 제조한 차가 GABA 차다.

⑤ 다당류

찻잎에 함유된 셀룰로스, 펙틴, 올리고당 같은 다당류는 카테킨처럼 혈당을 떨어뜨린다. 다당류는 대부분 불용성이어서 찻잎 전체를 먹는 말차로 먹어야 효과가 있다.

⑥ 사포닌

인삼에 많이 들어 있는 성분이지만 차에도 0.1% 함유되어 있다. 천식 방지, 항료, 혈압을 떨어뜨리는 효과가 있다.

⑦ 무기질

차에 포함된 무기질의 주성분은 칼슘과 인산이며 망간, 아연, 구리, 플루오린, 셀레늄 등의 미량 원소도 포함되어 있다. 뜨거운 물에 70% 정도 녹아 나오므로 차로 마셔도 충분히 섭취가 가능하다. 체내의 활성산소를 억제하고 항암 효과가 있다.

녹차의 강력한 효능

1. 체중 감량	7. 동맥경화 방지
2. 머리가 맑아짐	8. 지질(지방질) 감소
3. 이뇨작용	9. 치매 예방
4. 항암 효과	10. 항노화
5. 혈압 강하	11. 항알레르기
6. 혈당 강하	

녹차의 효능이 이렇게 많은 것을 보고 "무슨 녹차가 만병통치약이냐?"라고 생각할지도 모르겠다. 하지만 나는 의학박사의 명예를 걸고 녹차 한 잔이 가진 효능은 이렇게 많으며, 각각의 효능은 엄격한 실험과 논문들이 뒷받침해준다. 딱딱한 학술서가 아니고, 대중을 상대로 하는 책이며 다이어트 책이기 때문에 굳이 차에 관련된 많은 실험과 논문을 소개하지 않을 따름이다. 다이어트를 떠나 건강해지려면 차를 마셔야 한다. 많은 사람이 아침마다 각종 약, 건강보조식품을 5~10알씩 먹는다. 하지만 여러 가지 영양제보다도 녹차 몇 잔이 건강에 더 좋다.

앞에서 다이어트와 관련한 녹차의 뛰어난 효능은 얘기했으므로 여기서는 체중 감량 효과를 제외한 다른 효능들에 대해서만 언급하겠다.

① 항암, 항발암
찻잎 성분에 항암 효과가 있다는 것은 일본 요시다 박사의 항변이 원연구에서부터 시작되었다. 녹차 산지인 일본 시즈오카현의 녹차 생산지에서는 위암 등의 표준화 사망비Standardized Mortality Ratio, SMR가 낮고, 녹차 생산지로 유명한 나카가와에서도 위암 사망비가 남자 20.8, 여자 29.2로 현저히 낮았다(SMR은 작을수록 표준 인구집

단보다 적은 수의 사망자가 발생하는 것을 의미한다). 녹차 생산지 주민들의 헬리코박터 파일로리균 감염률도 현저히 낮았다. 또한 위 점막의 위축도가 다른 지역보다 10~20세 정도 젊었다. 녹차 추출물이 갖고 있는 항암 작용의 메커니즘은 돌연변이를 억제하고, 대사 활성화를 저해하며, 활성 대사산물을 불활성화시키는 것으로 밝혀졌다.

② 항산화

녹차의 항산화력은 카테킨 때문이다. 카테킨은 활성산소 유리기 Free Radial의 생성을 억제한다. 식품 속에 들어 있는 모든 항산화 성분의 총합을 총항산화능Total Antioxidant Capacity, TAC 혹은 유리기제거능 Radial Scavenging Capacity, RSC이라고 한다. 각 식품의 TAC나 RSC를 비교해보면 각 식품의 항산화력을 알 수 있다. 녹차, 홍차, 과일, 채소의 항산화력을 비교해보면, 녹차가 항산화력이 가장 뛰어나다. 녹차를 비타민 C 함량으로 환산한 값은 1,000mg이며 홍차는 500mg이다. 반면 과일은 95mg이고, 채소는 32mg이다.

	한 잔 또는 1회의 카테킨 섭취량	1g당 항산화력
녹차	1,000mg	393(Dry Weight)
홍차	500mg	220(Dry Weight)
과일	95mg	0.786(Fresh Weight)
채소	32mg	0.268(Fresh Weight)

▲ 각 식품의 항산화력(총 산화력을 비타민 C 함량으로 환산한 값)

③ 혈압 상승 억제

동물실험에서 녹차의 카테킨이 혈압 상승을 억제하는 것이 증명되었다. 특히 아미노산의 일종인 GABA의 양을 10배 이상 증가시킨 GABA 차를 1일 3회 이상 복용하자 혈압 강하를 보였다.

④ 혈당 상승 억제

동물실험뿐 아니라 사람을 대상으로 한 임상실험에서도 카테킨은 당 분해효소의 활성화를 저해해 혈당 상승을 억제했다. 따라서 당뇨병 환자가 녹차를 마시면 혈당 강화 효과를 볼 수 있다.

⑤ 항균, 항바이러스

카테킨 성분은 식중독균이나 병원성 세균에 대한 살균 작용이 강력하다. 콜레라균도 녹차의 농도에서 3시간 만에 사멸될 정도로 녹차는 병원성 세균에 대한 강한 억제 효과를 가지고 있다. 또한 인플루엔자 바이러스에 대한 억제 효과도 강해 메르스가 유행했을 때 녹차를 많이 마시는 터키는 발생률이 거의 미미한 수준이었다. 사스가 발생했을 때도 녹차를 많이 마시는 중국 절강성 지역에는 환자가 극히 적었다.

⑥ 충치 예방

카테킨 성분은 충치균에 대한 항균작용이 있다. 치석이 생성되는 것도 억제해 충치를 예방해준다. 음식을 먹고 나면 치아에 끼인 음식물을 충치균이 분해하면서 글루칸Glucan이라는 점착성 물질이 발생한다. 여기에 플러그Plague가 형성되고 칼슘이 결정화되어 치석이 생기는데, 녹차가 충치균의 증식을 억제해 충치를 예방하는 것이다.

⑦ 구취 억제

구취 성분인 메틸메르캅탄Methanethiol이나 마늘 냄새, 비린 냄새를 분해하는 데 도움을 주어 구취를 억제하는 효과가 있다.

⑧ 뇌 기능 활성화

녹차에 함유되어 있는 카페인과 디아민은 뇌 신경계에 작용하여 기분을 느긋하게 만들고 풍요로운 정서를 갖게 한다. 기억력과 학습능력을 개선하는 데도 효과가 있다. 스님들이 차를 마심으로써 머리를 맑게 하고, 학습능력을 올려 수행을 원활하게 하는 것도 이 때문이다.

⑨ 항알레르기

카테킨과 카페인은 항알레르기 작용을 해 아토피, 알레르기성 뇌염 등에 효과가 있다.

⑩ 향

식물 정유의 향기로 심신을 안정시키는 아로마 테라피에 효과가 있다.

⑪ 탈모 예방

녹차를 음용하거나, 머리에 바르거나, 녹차로 머리를 감으면 탈모를 예방하는 효과가 있다.

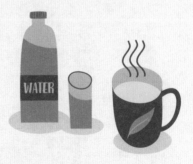

아침밥

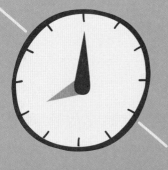

먹지 않아도
된다!

현대인은
너무 많이 먹고 있다

나는 대장항문외과 의사다. '온천에는 용천 백이(한센병 환자)
만 모여든다'는 말이 있듯이 대장항문외과니까 그렇기도 하겠지
만, 과거에 비해 궤양성 대장염이나 크론병 환자가 아주 많아졌
다. 궤양성 대장염과 크론병은 1980년 이전에는 어쩌다 한 번
씩 보던 희귀한 질환이었다. 특히 크론병은 1986~1990년에
는 인구 10만 명당 0.05명이었는데 2001~2005년에는 1.34명
으로 27배 증가했다.

과민성 대장증후군 환자는 전 세계적으로 10% 이상이며 소화기질환으로 병원을 찾는 환자 중 약 30%를 차지한다. 대장항문질환뿐 아니라 당뇨병을 앓는 이들도 많아졌다. 우리나라 만 30세 이상 성인의 12.4%가 당뇨병 환자다. 50% 이상 당뇨병으로 진행하는 당뇨병 전 단계까지 합하면 약 20%에 육박한다. 필요 이상의 지방을 섭취해 발생하는 고지혈증 환자는 물론 요산(단백질의 분해 산물)이 축적되어 생기는 통풍과 고요산증 등 대사성 질환을 앓고 있는 환자, 고혈압 환자도 아주 많아졌다. 이 질환들을 이야기하는 이유는 공통점이 있기 때문이다. 모두 너무 많이 먹고, 육식을 많이 한 결과다.

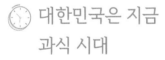

대한민국은 지금 과식 시대

영양 과잉의 시대. 원하는 음식을 어느 때보다 쉽고 간편하게 먹을 수 있는 시대가 되었다. 그러다 보니 과일이나 채소처럼 건강에 유익한 음식보다 저렴하고 접근성이 좋은 햄버거, 도넛 같은 패스트푸드를 자주 찾는다. 이런 음식들은 맛있다. 단맛과 자극적인 맛이 가미되어 있어 절제하지 못하고 지나치게 많이 먹게 된다. 그 결과 비만, 당뇨병 등 각종 성인병에 시달리는 사람들이 많아졌다. 즉, 음식은 풍족해졌지만 절제하지 못하여 건강에 좋지 않은 음식을 섭취해 비만이 되는 것이다.

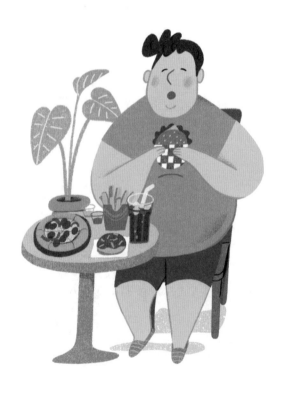

톨스토이는 "사람은 모자라서 불행해지는 것이 아니라, 지나치게 많아서 불행해진다"라고 말했다. 비만으로 인한 성인병만큼 이 말에 딱 들어맞는 말도 없을 것이다. 비만은 어떻게 보면 행복한 병일 수도 있지만, 만병의 근원이 되므로 온갖 노력을 다해 비만에서 벗어나야 한다.

비만이
날 아프게 한다

우리나라 성인 3명 중 1명은 비만이다. 보건복지부 국민건강영양조사에 따르면 2017년 기준 만 19세 이상 인구의 34.8%가 비만이며, 특히 남성은 42.3%가 될 정도로 많다. 과식과 더불어 식습관과 생활습관이 서구적으로 변하면서 나타난 결과로, 앞으로 더 높아질 가능성이 크다.

비만할수록 사망률은 올라간다. 환경과 유전에 관계없이 누구나 살이 찌면 해당되는 이야기다. 통계적으로 비만일 때 정상 체중보다 사망률이 20% 정도 높다. 동아시아인은 체질량지수가 22.6~27.5kg/㎡일 때 사망률이 가장 낮다. 다시 말해 체질량지수가 22.6kg/㎡보다 낮거나 27.5kg/㎡보다 높으면 사망률이 점차 증가한다. 비만하면 사망률이 높아지는 이유는 비만이 직접적인 원인이 되기도 하지만, 당뇨병 같은 다양한 대사성 질환의 간접적인 원인이 되기 때문이다.

우선 비만이 되면 그 자체만으로도 정상 체중에 비해 삶의 질이 상대적으로 저하된다. 뿐만 아니라 건강에 치명적인 각종 질병도 불러온다. 기본적으로 비만하면 체내 곳곳에 불필요한 지방량이 많아져 혈관과 호르몬 작용 등 대사에 악영향을 끼친다. 체중을 지탱하는 관절에도 과한 부담을 주어 비만이 오래 지속될수록 관절이 나빠진다. 단언컨대 비만의 영향을 받지 않는 신체 부위와 장기는 단 한곳도 없다. 이처럼 비만은 만병의 근원이 된다. 세포, 심장, 호흡기, 위장 등 질환이 발생하는 곳을 기준으로 비만이 어떻게 질환을 일으키는지 자세히 알아보자.

암

대장암, S상 결장 및 직장암, 췌장암, 구강암, 인두암, 후두암, 식도암, 담낭암, 신장암, 위암, 전립선암, 백혈병, 다발성 골수암, 림프종, 흑색종, 폐경 후 여성의 유방암, 자궁내막암, 난소암, 자궁경부암 등

정상세포에 돌연변이가 일어나면 주변 정상세포들을 파괴하고 온몸으로 전이되어 무한 증식하는 돌연변이 세포로 변하는데, 이로 인해 암이 발병한다. 암은 피부, 장기, 뼈, 근육, 혈액 등 우리 몸 어느 곳에서나 생길 수 있다. 2018년 세계암연구기금WCRF에 따르면 과체중과 비만은 대장암, 췌장암, 구강암, 인두암, 후두암, 식도암, 담낭암, 신장암, 위암, 폐경 후 여성의 유방암 등 많은 종류의 암을 발생시킨다. 예를 들어 과식과 비만으로 인해 복부의 압력이 증가하면 위산이나 위의 내용물이 역류한다. 역류가 반복되면 식도괄약근이 약해져 역류성 식도염이 생긴다. 역류성 식도염이 생겨 위산이 식도를 계속 자극해 식도에 염증이나 궤양이 생기면 식도암이 유발할 수 있다. 손상

된 식도를 반복적으로 재생하는 과정에서 돌연변이 세포가 생기기 쉽기 때문이다.

또한 비만은 만성 염증을 유발하고, 인슐린 저항성을 가져온다. 인슐린 저항성은 세포들이 시간이 가면 자연적으로 죽는 세포자멸을 억제하고, 세포분열을 촉진하는 인슐린 유사 성장호르몬을 증가시키는 사이토카인Cytokine을 분비해 암세포의 증식과 성장을 촉진한다.

● 심·뇌혈관계질환

> 관상동맥질환, 고혈압, 허혈성 뇌경색, 울혈성 심부전, 동맥경화증, 폐색전증, 하지정맥류, 정맥혈전색전증, 심실 기능장애, 심정지에 따른 급사 등

비만하면 관상동맥질환이 50% 증가한다. 성별에 관계없이 심장병에 의한 사망률도 50% 높아진다. 과도한 지방 축적은 심박출량을 증가시키고, 전신의 혈관 저항을 감소시켜 좌심실과 우

심실 비대를 유발하고, 결국에는 심부전을 일으킨다. 다행인 점은 체중만 감량해도 혈압이 정상으로 돌아오고 심장 크기도 원래대로 줄어드는 경우가 많다는 것이다.

비만할수록 고혈압도 많이 생긴다. 심박출량이 증가하면서 혈관의 압력이 올라가기 때문이다. 정상 체중에 비해 비만한 남자는 2.5배, 여자는 4배 더 고혈압이 많이 발생한다. 고혈압은 뇌경색이나 뇌출혈 등 합병증까지 유발할 수 있으므로 심혈관계 질환의 예방을 위해서는 체중 조절이 필수적이다.

● 대사 내분비계질환

> 제2형 당뇨병, 인슐린 저항성, 대사증후군, 고요산혈증, 통풍, 고지혈증 등

비만할수록 당뇨병이 많이 생긴다. 인슐린 저항성 증가와 인슐린 분비 감소에 의한 것이다. 그 위험은 체질량지수가 $1kg/m^2$ 증가할 때마다 20%씩 증가한다. $23kg/m^2$까지가 정상인의 기준

이므로 체질량지수 27~30kg/㎡까지는 2배, 30kg/㎡ 이상이면 당뇨병이 4배 많이 발생한다고 할 수 있다. 정상 체중과 비교하면 5~13배 당뇨병 발생 확률이 높다. 그뿐만 아니라 인슐린은 지방의 축적을 유도한다. 체내에 지방이 쌓이고 여분의 지방이 혈액 속에 흘러 들어가면 나쁜 콜레스테롤 수치가 올라가고, 좋은 콜레스테롤 수치가 낮아지는 고지혈증이 흔히 발생하게 된다.

비만할 때 발생하는 체지방 증가, 혈당 상승, 혈압 상승 등을 묶어 '대사증후군'이라고 하는데, 대사증후군은 심·뇌혈관질환의 위험을 높이고 당뇨병의 위험을 10배 이상 증가시킨다.

호흡기질환

천식, 코골이, 수면무호흡증, 저환기 증후군 등

비만하면 약간의 움직임에도 쉽게 숨이 차는 증상을 보인다. 목 주변에 지방이 축적되거나 혀, 편도 등의 조직에 살이 쪄서 비대해지기 때문이다. 특히 자다가 코를 심하게 골고, 갑자기 호흡을 일시적으로 멈추는 '수면무호흡증'이 흔히 발생한다. 치료하지 않으면 제대로 수면을 취할 수 없어 졸음, 인지장애, 생산성 감소와 같은 일상적 문제가 생기고 심혈관계질환, 당대사 이상 등의 질환이 발생할 수 있다. 정상인에 비해 2~4배 정도 부정맥도 많이 나타난다. 수면무호흡증 환자의 50%가 고혈압을 동반하는데, 무호흡 자체가 뇌 혈류량을 감소시켜 뇌혈관질환의 발생 빈도를 높이는 것이다.

근·골격계질환

> 운동 제한, 허리 통증, 무릎 및 고관절 골관절염, 척수질환, 족부질환 등

비만하면 관절에 무리를 주어 퇴행성 관절염이 정상인보다 빨리 나타난다. 흔히 디스크라고 알려진 추간판탈출증 역시 비만으로 인해 척추가 체중의 압박을 받으면서 내부에 있어야 할 디

스크가 밖으로 밀려 나와 발생한다. 관절통과 요통이 있으면 운동은커녕 일상생활에 필요한 활동량까지 줄어들어 비만도가 증가하고, 역으로 비만이 신체 부담을 더 늘려 요통의 위험을 증가시키는 악순환이 일어난다.

위장관계질환

> 담석, 비알코올성 지방간, 간경화, 역류성 식도염, 탈장, 소화불량, 변비 등

우리 몸은 사용하고 남은 에너지를 다른 곳에도 저장하지만, 일단 간에 저장한다. 그래서 비만하면 지방간이 잘 생긴다. 지방간이 생겨 간 기능 저하로 쉽게 피로감을 느끼는 것에서 그친다면 다행이지만, 계속 지방이 축적되면 간염이나 간경변증으로 진행될 수 있다. 간에 염증이 장기간 지속되면 다양한 합병증이 발생하고 간암의 발생 위험이 현저히 증가한다. 담석 발생률도 정상인에 비해 2~3배 높아진다.

탈장은 장기가 다른 곳으로 돌출되는 질환으로, 이 또한 비만이 되면 발생하기 쉽다. 복강 내 압력이 올라가면서 복벽이 약해질 때 발생하는데, 비만하면 복부지방이 쌓이고 복벽 근육이 약해져 탈장의 원인이 된다. 비만으로 인한 당뇨병, 폭식증 등 식이장애를 동반하는 변비가 많이 생기고 배변 시 오랫동안 힘을 주는 과정에서 탈장이 잘 생긴다.

비뇨기계질환

> 불임, 난임, 생식샘 저하증, 월경장애, 다낭성 난소증후군, 임신 합병증(임신 당뇨병, 임신 고혈압, 임신 중독증, 유산, 난산), 태아 기형(신경관 결손, 입술 결손증, 입천장 결손증, 뇌수종, 심혈관계 이상), 신장질환(신결석, 만성 신질환), 성조숙증, 여성형 유방, 발기부전, 긴장성 요실금 등

비만할수록 불임이 많이 생긴다. 발기부전 증상이 있는 비만한 남자가 다이어트에 성공해 체중을 감량하면 발기가 잘 된다. 소위 정력이 세지며 정자 수가 증가하고 운동성도 좋아져 임

신 확률이 증가한다. 발기 횟수가 증가하고 지속시간이 길어질 뿐 아니라 성기가 단단해진다. 여자의 경우에도 비만하면 임신율이 떨어진다. 비만한 여성은 체내에 남성호르몬이 증가하고 여성호르몬의 균형이 깨지면서 생리량과 주기가 불규칙하게 되며 심할 경우 생리가 없어지거나 불임이 될 수 있다. 게다가 여성의 비만은 다낭성 난소증후군, 소아 성조숙증, 유산, 임신성 당뇨병, 고혈압 등 여러 가지 임신 합병증과 관련이 있다. 비만하면서 다낭성 난소증후군이 있는 여성의 경우 체중을 조금만 줄여도 월경이상과 호르몬 이상이 호전된다.

기타

특발성 두개뇌압 상승, 치매, 넓적다리 감각이상증, 우울증, 불안증, 식이장애, 림프부종, 마취 위험 등

비만은 신체적 질환뿐 아니라 정신적 질환까지 유발해 전신에 관련된 모든 질병이 직·간접적으로 발생할 수 있다. 정신

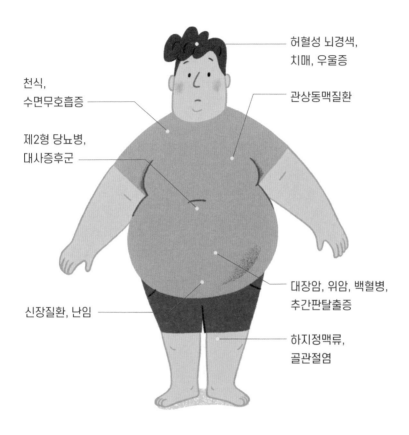

허혈성 뇌경색,
치매, 우울증

천식,
수면무호흡증

관상동맥질환

제2형 당뇨병,
대사증후군

대장암, 위암, 백혈병,
추간판탈출증

신장질환, 난임

하지정맥류,
골관절염

▲ 비만이 일으키는 다양한 질환

적 질환은 신체적 질환과는 또 다른 방식으로 삶의 질을 저하시킨다. 체중에 대한 압박으로 다이어트를 반복적으로 하는 사람에게 많이 발생하는 폭식증 같은 식이장애는 심리적인 문제에 그치지 않고 부종이나 치아 손상, 무월경 등 신체에 악영향을 미친다. 특히 젊은 여성들이나 어린이, 사춘기 학생들은 뚱뚱한 것을 부끄럽게 여겨 심리적으로 문제가 있는 경우가 많고, 특히 우울증이 잘 생긴다. 심지어 뚱뚱하지 않더라도 이런 심리적 압박을 받는 사람이 많다.

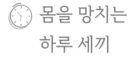

몸을 망치는 하루 세끼

인류는 오랜 시간 늘 식량이 부족했다. 농사를 짓지 않았던 선사시대는 굶는 것이 일상이었다. 수렵시대엔 2~3일에 한 번씩 먹다가 5,000년 전 농경시대가 시작되면서 하루 두 끼를 먹었다. 100년 전부터 세끼를 먹었는데, 세계 공통으로 점심은 점만 찍는 정도로 요기만 하는 식이었다. 70년대 말부터는 먹

수렵시대

2~3일에 한 끼

5,000년 전

하루 두 끼

100년 전

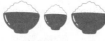

하루 세 끼

30년 전

진기한 하루 세 끼

을 것이 풍족해져 누구나 세끼를 먹을 수 있게 되었고 그 세끼도 육류를 포함해 진기하게 먹었다. 그러자 이때부터 궤양성 대장염, 과민성 대장, 크론병 등 원인도 모르는 병이 많아지기 시작했는데, 너무 많이 먹어서 생기는 것으로 추정된다. 대장성용종, 대장암도 과식과 육식 등으로 많이 발생했다. 수십만 년간 수렵시대의 기아 상태에 적합하도록 DNA, 유전자 등 인체가 맞춰져 있는데 4,000년 전부터 두 끼, 100년 전부터 세끼, 불과 20~30년 전부터는 진기한 음식으로 과식하게 되었기 때문이다.

이렇게 생각하면 많은 사람들이 비만이 된 이유 중 하나는 세끼에 맞춰 몸이 진화하기 전에 갑작스럽게 세끼를 당연하게 섭취하게 된 것일 수 있다. 몸의 입장에서는 과식을 일상적으로 하고 있는 셈이다. 끼니를 줄여야 하는 이유다.

우리 몸은 유전적으로 세끼보다는 두 끼를, 풍족한 식생활보다는 절제된 식생활에 적응되어 있던 시간이 아주 길었다. 그 옛날부터 하루 두 끼가 우리 몸에 설정된 값이라면 그런 식생활을 하는 것이 건강에 좋다고 말할 수 있다. 내가 하루 두 끼를 강력히 권하는 이유이기도 하다.

'아침식사는 꼭 해라'에
대한 반격

내로라하는 유명 의사, 교수 등 수많은 전문가들은 이구동성으로 '아침식사는 꼭 해라!'라고 말한다. 당장 검색 포털에 '아침식사' 키워드만 검색해도 아침식사를 꼭 해야 하는 이유를 적은 글을 수없이 볼 수 있다. 이렇듯 "아침식사는 꼭 해라, 그리고 점심식사와 저녁식사를 적게 먹고 운동을 해라"가 현대의학이 권장하는 다이어트 방법의 주류다. 이러한 현대의학의 이론에 맞서려는 것은 사실 계란으로 바위치기다. 그럼에도 '아침식사를 꼭 먹어라'는 이론이 옳지 않다는 것을 이야기해보려 한다.

모든 다이어트의 성공률은 10% 미만이다. 그리고 다이어트에 성공했다 하더라도 95%는 요요현상이 온다. 즉, 장기적으로 볼 때 다이어트의 성공률은 1% 미만이다. 무슨 형상기억합금처럼 우리 몸은 체중을 기억해 항상 그 체중을 유지하려 하고 장기적으로는 체중이 조금씩 불어나게 된다. 이 항상성을 깨야 다이어트에 성공할 수 있는데, 아침식사를 거르는 다이어트 방법을 그대로만 실행한다면 성공률은 100%라고 자신한다.

현대의학에서 아침식사를 해야 한다고 주장하는 이유는 다음과 같다.

1. 뇌는 포도당만 에너지로 쓰기 때문에 아침식사를 해야 오전 중에 뇌가 제 기능을 한다.
2. 아침식사를 안 하면 하루 종일 기력이 없다.
3. 아침식사를 안 하면 그 이후 시간에 폭식하기 때문에 체중이 더 불어난다.

정말 그럴까? 아니라는 반론을 위해 하나하나 살펴보자.

🕐 아침식사를 해야
뇌가 제 기능을 한다?

결론부터 말하자면, 아침식사를 하지 않고 수분을 섭취하는 것만으로도 뇌가 충분히 깨어나 활기차게 활동할 수 있다.

여러 책을 섭렵하여 '간헐적 단식'이라는 개념을 확립한 뒤 선도적으로 개척한 캐나다 영양학자 브레드 필론은 원래 중·고등학교 시절에는 보디빌더 선수였다. 근육을 잘 만들기 위해 '무엇을 먹어야 하나?'하고 책을 보다 영양학에 빠져들었고, 이어 대학에서 영양학을 전공해 영양학자가 되었다. 그러고 나서 간헐적 단식의 개념을 확립한 뒤 대중들에게 여러 매체를 통해 알리고 있다. 그의 저서 《먹고, 단식하고, 먹어라》에서 '아침식사를 해야 뇌가 제 기능을 한다'라는 이 명제는 성장하는 어린아이들에게는 맞는 말이지만, 21세 이상의 성인에게는 맞지 않다고 주장했다.

어린아이들은 성장에 많은 에너지가 필요하다. 그리고 아침식사를 걸렀을 때보다 먹었을 때 학교 시험에서 더 좋은 점수를 낼 수 있다. 하지만 성인은 그렇지 않다. 이는 그린박사와 엘리만 박사가 21세 대학생들을 대상으로 한 실험 결과에서 알 수 있다. 대학생들을 정상적으로 식사시킨 그룹, 한 끼를 거른 그룹, 두 끼를 거른 그룹, 24시간 단식을 하도록 한 그룹으로 나눈 뒤 기억력, 반응시간, 집중력 지속시간을 측정했는데 단기 단식이 인지 능력을 크게 떨어뜨리지 않는다는 결론을 내렸다.

이외에 단식을 해도 뇌 기능에는 별다른 차이가 없다는 것을 입증한 실험이 많다. 그런데도 현대의학에서 아침식사를 해야 뇌가 제 기능을 한다고 지속적으로 주장하는 근거는 무엇일까?

현대의학에선 뇌는 포도당에서만 에너지를 얻는다고 보고 있다. 뇌에는 혈액-뇌 장벽Blood-Brain Barrier이 있다. 유해한 물질이 통과해 뇌를 상하게 하면 치명적이기 때문에 혈관-뇌 장벽에서 포도당만 통과시켜 뇌는 오직 포도당만 에너지로 이용한다는 것이다. 그래서 밤 동안에 소비만 하고 보충하지 못한 포도당을 아침식사를 통해 공급해야 오전에 뇌가 원활히 돌아간다고 주장한다.

하지만 이를 반박할 수 있는 연구 결과가 있다. 캐나다의 오웬 박사는 '단식 중에 뇌가 무엇을 에너지원으로 사용하는가?' 에 대해 연구했다. 그 결과 케톤체의 β-하이드록시부티르산D-β-Hydroxybutyrate 50%, 아미노질소Amino Nitrogen 10%, 아세트산Acetic Acid 10%로 70%, 포도당 30%를 에너지원으로 사용했다. 포도당이 필요하긴 하지만, 뇌의 주 에너지원은 케톤체로 전체의 70%를 차지한다. 케톤체는 아세톤Acetone, 아세토아세트산Acetoacetic Acid 및 β-하이드록시부티르산의 총칭이다. 케톤체는 지방이 분해되어 생성되는 화합물로, 간에서 분해·생성된 후 혈액을 통해 간을 제외한 전신에 공급되어 에너지로 사용된다(간은 케톤체를 에너지원으로 사용하지 않는다). 특히 체내에 포도당 공급이 부족할 때 즉, 식사를 하지 않았을 때 지방을 태워 케톤체를 만들어 사용한다. 케톤체가 에너지원으로 공급되면 아침식사를 하지 않아도 뇌의 기능을 깨울 수 있다. 뿐만 아니라 케톤체는 쾌감도 불러일으킨다. 케톤체를 에너지원으로 할 때 β-엔돌핀이라는 물질의 분비량이 증가함으로써 기분 좋은 상태를 유지할 수 있는 것이다.

⏱ 아침식사를 안 하면 하루 종일 기력이 없다?

1988년 나픽Knapik 박사는 응용생리학 저널에 흥미로운 실험 결과를 발표했다. 군인들을 식사 직후 운동한 그룹과 3.5일간 단식한 후 운동한 그룹으로 나누어 조사했는데, 두 그룹 간 신체 능력 차이가 전혀 없었다.

돔Dohm 박사는 1986년 응용생리학 저널에 〈단식 후 운동에 대한 대사작용 반응〉이란 흥미로운 논문을 발표했다. 남성 달리기 선수 9명에게 90분씩 2번 달리기를 시켰는데 첫 번째 달리기는 23시간 단식 후 90분간 달리게 했고, 두 번째 달리기는 단식한 후 정상적인 식사를 몇 주 하다가 90분간 달리게 했다. 놀랍게도 공복 상태에서 달렸을 때의 혈당과 식사한 상태에서 달렸을 때의 혈당은 별 차이가 없었다. 오히려 공복 상태에서 달렸을 때 지방연소율이 높게 나왔다. 공복 상태일 때 인슐린 수치도 낮게 나왔는데, 이는 30분간 격렬하게 달리고 난 후의 인슐린 수치와 같았다. 또한 단식하는 동안 혈당과 글리코겐의 수치가 일정하게 유지되었는데, 공복에 운동을 해도 혈당과 글리코겐의 수치가 떨어지지 않고 일정하게 유지되었다.

매일 아침식사를 하던 사람이 아침식사를 안 하면 음식물 공급이 없어 에너지가 부족하다고 느낄 수 있지만, 위의 실험처럼 실제 몸은 부족함이 없다. 오히려 다른 에너지를 사용해 제대로 작동한다. 포도당이 부족한 만큼 다른 에너지원을 사용하다가 점심식사를 하면 다시 포도당 위주로 사용하는 것이다. 즉 아침식사를 하지 않아도 몸에는 충분한 에너지가 있어 배가 부를 때보다 공복일 때 정신이 더 맑고 활기차게 일할 수 있다. 아침식사를 거른 후에 하루 종일 기력이 없을 정도로 에너지가 부족하다면, 그건 단순히 아침식사를 걸렀기 때문이 아닐 것이다.

🕐 아침식사를 안 하면 오후에 폭식한다?

나는 아침식사를 거르는 대신 따뜻한 차를 1.5L 이상 마신다. 그러면 점심때까지 허기가 지지 않는다. 점심식사는 과거 먹던 양의 70% 정도 먹는다. 밥은 60% 정도 먹고 반찬은 100% 먹는다. 그래서 평균 70% 정도 먹는 것이다. 저녁식사는 나의 고질적인 식탐 때문에 다 먹는다. 밥을 먹은 직후 과일도 먹고 과자도 먹는다. 내 양의 120%까지 먹고 있다. 이렇게 많이 먹는 데도 살이 찌지 않고 오히려 체중이 빠졌다. 이런 믿기 힘든 불가사의한 일은 8시간만 먹고 16시간 동안 먹지 않는 간헐적 단식 때문이다.

살이 빠지는 원리는 단순히 칼로리 섭취가 소모량보다 적어서라기보다 우리 몸의 호르몬, 특히 인슐린과 코르티솔 때문이다. 하루 중 처음 식사한 시간과 마지막 식사한 시간의 간격을 줄이고, 공복 시간을 확보하면 분비되는 인슐린의 양이 줄어들어 많이 먹더라도 체중이 빠진다.

'많이 먹더라도 체중이 빠진다?' 이 얼마나 달콤한 말인가. 하지만 사실이고, 하루 두 끼 다이어트가 성공할 수밖에 없는 이유이기도 하다. 설사 아침식사를 거르는 대신 점심식사와 저녁식사를 조금 더 먹더라도 전체 먹는 양은 세끼를 먹었을 때보다 적다. 못 먹은 아침식사를 보충하기 위해 폭식을 하게 되지도 않는다. 하루 두 끼 다이어트는 충분히 양껏 먹기 때문에 폭식을 할 만큼 스트레스를 받지도, 배가 고프지도 않다. 결론적으로 "아침식사를 굶으면 오후에 폭식한다"라는 현대의학의 주장은 근거가 없다.

🕐 아침식사로 가공식품이나 인스턴트식품을 먹느니 굶는 게 낫다

아침식사를 해야 한다고 해서 빠르게 먹을 수 있는 인스턴트식품이나 패스트푸드, 몸에 좋지 않은 가공식품을 먹는 경우가 많은데, 이럴 바엔 차라리 안 먹는 게 낫다. 이런 식품들은 조리가 간편해 아침에 먹기 쉬운데 당분과 염분, 식품첨가물이 다량 들어 있어 건강에 좋지 않다. 식사 대용 시리얼이나 셰이크가 좋지 않은 것도 그러한 이유에서다.

요즘에는 식사 대용식품의 시장이 커지면서 다양한 식품이 나오고 있는데, 영양소를 골고루 섭취하기 힘들고 빠르게 대충 먹는 음식이라 배고픔을 달래려 먹는 것이지 건강한 식사는 아니다. 식품회사들은 사람들이 많이 먹어야 돈을 번다. 그래서 "아침식사를 먹어라, 챙겨먹기 힘들다면 식사 대용식품이라도 먹어라, 그래야 건강하다"라고 TV, 신문 등에 광고한다. 그 결과 우리나라 성인 30%가 비만이 되었다. 이런 상황이라면 건강한 식사를 할 수 있는 점심식사와 저녁식사를 맛있게 즐기고 아침식사는 하지 않는 것이 좋다. 아침식사 대신 차를 마셔 규칙적인 배변을 유도하는 것이 오히려 건강에 유익하다.

아침식사를 하지 않아도 좋은 이유는 많다. 배가 고프지 않은데도 아침식사를 해야 한다는 의무감에 습관적으로 위장에 간편식이나 인스턴트식품 등을 억지로 넣지 말자. 더 이상 스트레스받지 말고 아침식사를 먹지 말자. 세끼를 먹어야만 건강에 좋다는 세뇌에서도 벗어나자. 동물들은 배고프지 않으면 절대 먹지 않는데 사람들은 습관적으로 세끼를 챙겨 먹었다. 불쌍한 우리의 장이 다 처리할 수 없어 과민성 대장증후군, 궤양성 대장염, 크론병, 대장 용종, 대장암, 당뇨병, 고혈압, 장누수병 같은 성인병이 만연하게 되었다. 장에 가스가 차는 사람도 너무 많다. 이런 사람들은 적게 먹거나 하루 두 끼만 먹으면 대부분 해결된다.

음식을 먹어 장에서 소화시킬 때마다 장의 점막층은 담즙, 췌장액 등 우리 몸의 소화액으로 깎인다. 반대로 금식 중에는 깎인 점막층이 다시 재생된다. 두 끼만 먹으면 점막층이 두 번 깎이므로 세끼를 먹을 때보다 적게 깎이고, 16시간의 공복 기간 중에 점막층이 재생된다. 그래서 앞에서 언급한 질환들이 해결된다. 나의 경우 궤양성 대장염으로 대학병원에서 약으로 고치다, 고치다 못 고쳐 결국 수술을 받으라고 권유받은 환자를 식이요법, 즉 여러 번 씹기를 곁들인 하루 두 끼 식사법을 주 치료법으로 하고 약물요법을 부 치료법으로 해 치유시킨 경험이 몇 차례 있다.

살이 빠지는 건강한 단어
'간헐적 단식'

섭취량 제한과 운동을 통한 다이어트는 매우 어렵다. 그럼에도 우리가 다이어트를 위해 당장 바꿀 수 있고 바꿔야 하는 것은 '음식을 얼마나 먹느냐'와 '운동을 얼마나 하느냐' 이 두 가지이다. 연령, 성별, 유전적 요인 같은 것은 바꿀 수 없기 때문에 식사와 운동으로 열량을 조절하는 것이 가장 일반적인 다이어트 방법이다. 하지만 사람들은 경험을 통해 먹는 '양'을 줄이고 활동의 '양'을 늘리는 것만으로는 부족하다는 것을 안다. 강제성이 없고 자율적으로 통제하기 어렵기 때문이다.

쉽게 살을 뺄 수 있는 방법 어디 없을까? 비용이 들지 않고 아주 작은 노력으로 살을 뺄 순 없을까? 이러한 물음에 대한 답으로 캐나다의 브래드 필론 같은 영양학자는 '간헐적 단식'을 들고 나왔다. 한동안 유행했지만, 황제 다이어트 등 다양한 다이어트 방법이 앞다투어 출현하자 자취를 감췄던 다이어트 방법. 하지만 효과가 있는 다이어트 방법은 사라지지 않는다. 최근 다시 간헐적 단식이 유행처럼 번지게 된 까닭이다.

왜 다시 간헐적 단식에 사람들이 관심을 갖는 걸까? 비용이 들지 않고 마음껏 먹을 수 있으며, 통제가 쉬운 다이어트 방법이기 때문이다. 게다가 건강까지 챙길 수 있다. 간헐적 단식의 키 포인트는 '공복 시간'이다. 그리고 그 공복 시간이야말로 건강하게 살이 빠지는 '타이밍'이다. 생활하는 8시간 동안 충분히 먹고 싶은 것을 먹고, 저녁 8시 이후부터 다음 날 점심시간 전까지 16시간 금식하며 공복 시간을 가지면 살이 빠진다. 식이요법을 통해 공복 시간이 길어지면 그 시간 동안 혈당량이 감소한다. 그러면 인슐린 분비가 높은 시간이 줄어들어 지방을 축적할 시간이 줄어들고 소비하는 시간이 늘어나는 것이다.

너무 쉽다. 그러나 쉬운 것과 성공하는 것은 다르다. 쉽다 하여 반드시 다이어트에 성공한다고 생각하면 큰 오산이다. 간헐적 단식은 획기적인 방법도 아니고 규칙이 많지 않아 쉽지만, 잘 모르면 실행이 힘들고 효과가 미미하다. 간헐적 단식에 대해 제대로 알아야 하는 이유다.

⏱ 간헐적 단식의 역사는
   오래됐다

음식이 없어서가 아닌 인간이 스스로 선택해 실천하는 단식의 역사는 우리가 생각하는 것보다 길다. 특히 그리스 정교회가 매년 180일에서 200일 정도 단식을 하듯이 단식의 역사를 거슬러 올라가면 종교적 의미가 강하다. 대부분의 종교에서 기원전부터 지금까지 단식을 수행 방법으로 여기고 있기 때문이다. 일국의 왕자였던 불교의 창시자 석가모니(싯다르타)는 기원전 595년 출가해 음식을 점점 줄여나가는 단식을 행한 뒤 깨달음을 얻어 부처가 되었다. 지금도 스님들은 오후에 금식하며 수행을 한다. 성경에는 예수가 광야에서 40일간 단식하며 사탄과 싸우고 세 가지 유혹을 이겨냈다는 구절이 있다. 가톨릭에서는 부활절 직전 사순절에 참회의 행위로 금식재를 하고, 개신교는 단식을 의무로 하지는 않지만 수시로 금식 기도를 한다. 이슬람교는 라마단이라고 하는 일 년에 1번, 한 달 동안 매년 이슬람력 9월, 대개 태양력 4월 하순~5월 해가 떠 있는 기간에 금식하는 의무가 있다. 이렇듯 종교들은 모두 단식을 정신적 깨달음을 얻기 위한 방법으로 이용하고 있다. 간헐적 단식은 이처럼 정신적 수양에 도움이 되지만, 신체적인 면에서도 긍정적인 효과를 준다. 실제로 단식을 하면 비만이 생기지 않고, 다른 질환들도 줄거나 발병하지 않는다.

지중해에 위치한 그리스의 크레타섬에 거주하는 주민들은 비만율이 낮고 심혈관계질환의 발병률이 낮다. 올리브오일 등을 많이 먹는 그들의 지중해식 식단 때문이라고 여겨 우리나라에서도 지중해식 식단은 한동안 인기를 끌었다. 이것도 일리는 있으나 최근에는 이 지역의 종교가 그리스 정교회이고, 일 년에 180일 정도 간헐적 단식을 하기 때문에 비만이 적다는 논문이 속속 발표되고 있다.

⏱ 간헐적 단식의
재발견

많은 사람들이 간헐적 단식에 대해 들어본 적이 있을 것이다. 그 중 몇몇은 직접 해본 적도 있을 테고. 사람들이 간헐적 단식을 찾는 이유는 뭘까? 수많은 다이어트 방법 중에서 왜 간헐적 단식이냐고 묻는다면 대답은 간단하다.

살을 빼면서 건강을 챙기고 싶다면, 즉 다이어트와 건강 두 마리의 토끼를 잡고 싶다면 과식을 경계하고 영양분을 골고루 섭취하는 것만이 정답이다. 그리고 이 정답에 가장 근접한 것이 바로 간헐적 단식이다.

단식이란 일정 기간 동안 특정 목적을 위해 음식과 음료의 섭취를 자발적으로 제한하는 행위이다. 단식은 기원전부터 시작되어 왔지만, 우리에게 잘 알려진 것은 2007년 캐나다 브레드 필론의 《먹고 단식하고 먹어라》라는 책이 출간된 이후부터다. 간헐적 단식을 선도적으로 개척해온 영양학자인 저자는 관련 논문 250여 편을 분석해 이를 기초로 책을 출간했고, 건강 분야 최고의 베스트셀러가 되었다. 우리나라에 단식이 건강에 좋다고 알려진 것은 2013년 첫 방영 후 2019년 1월 13일 SBS에서 다시 방영된 '끼니 반란'이라는 다큐멘터리를 통해서다. 주로 알려진 방법은 간헐적 단식으로, 일주일에 1~2일 24시간 동안 단식(저녁식사를 한 후 그다음 날 아침식사, 점심식사를 거르고 저녁식사를 먹는 방법)하거나 매일 아침을 거르는 식이다.

간헐적 단식은 어느 날 갑자기 새롭게 등장한 방법이 아니라 누구나 알지만 바르게 실천하지 못하는 방법이다. 그래서 나는 기존에 알려진 간헐적 단식보다 더 쉽고 간편하게 접근할 수 있는 방법을 알려주고, 바르게 실천할 수 있도록 이 책을 쓰게 되었다.

그래도 왜 간헐적 단식이냐고 물을 수 있다. 무엇보다 간헐적 단식의 가장 큰 의의는 과식에 익숙하고 먹고 싶을 때 8시간은 마음껏 먹고 16시간만 금식하면 된다는 점이다. '먹방'이 인기 콘텐츠가 되면서 더 맛있게, 더 많이 먹는 것에 대한 갈망도 커지고 있다. 그러다 보니 자연스럽게 과식하고 자극적인 음식을 찾는데, 이는 반드시 경계해야 할 대상이다. 먹는 것이 인생의 즐거움이라면 건강하게 오래 즐길 수 있도록 간헐적 단식으로 섭취를 절제하는 것이 좋다.

🕐 나는 7개월 간헐적 단식으로
10kg을 뺐다

나는 비만이면서 경증의 당뇨병이 있다. 모든 다이어트 방법에 도전했지만 요요현상으로 되려 체중이 늘어 낙담하면서 지내다가 아침식사를 안 먹는 하루 두 끼 다이어트를 선택하게 되었다. 이런 선택이 가능한 건 다이어트를 위해 아침식사를 하지 않아도 저혈당이 오는 일이 전혀 없었기 때문이다.

나의 하루 식사는 이렇다. 아침식사는 먹지 않고, 설탕을 넣지 않은 블랙커피 1잔, 홍차나 보이차 1잔, 유기농 분말로 탄 녹차 1L를 마신다. 녹차만 1.5L 먹는 것은 조금 힘들기 때문에 다른 차를 함께 마시고 오후에 녹차를 조금씩 더 먹고 있다. 그러면 매일 아침 원활하게 대변을 볼 수 있다. 나는 매일 아침 2~3번 대변을 본다. 점심식사는 12시에 평상시 먹던 양의 70% 정도로 밥과 반찬을 먹는다. 밥, 즉 탄수화물의 양만 줄였다. 과거에는 점심식사를 너무 양껏 먹어서 식사 후에 식곤증이 와 낮잠을 꼭 자야 했고, 자고 일어나도 나른한 상태로 오후를 보냈다. 일하는 데도 지장이 많았다. 그러나 하루 두 끼 다이어트를 시작하면서 점심식사의 양을 약간 줄였더니 졸리지 않고 오후에도 활기가 넘친다. 저녁식사는 7시에 먹기 시작해서 보통 30분 동안 천천히 식사한다. 저녁식사 직후에 과일과 과자 등 후식을 조금 더 먹는다. 그러나 8시 이후부터는 물 이외에는 아무것도 먹지 않는다. 다시 말해 8시부터 다음 날 점심식사 시간인 12시까지 16시간 동안 금식한다. 물론 탈수를 막기 위해 물과 차는 섭취한다.

이렇게 해서 2018년 12월, 89kg으로 시작한 나의 하루 두 끼 다이어트는 2019년 7월 15일 몸무게가 79kg이 되며 총 10kg을 감량할 정도로 성공적이다. 기쁜 마음으로 이 책을 쓰면서 2차 목표인 72kg을 2020년 3월까지 달성할까 한다. 지금 이대로라면 한 달에 1kg 정도 감량이니 무난하게 해낼 거라고 생각한다.

내가 하루 두 끼 다이어트, 즉 간헐적 단식을 제안하는 이유는 또 있다. 체중 감량뿐 아니라 갖고 있는 다양한 질병들이 개선되는 효과도 경험했기 때문이다. 혈당이 잘 조절되고 양쪽 귀 옆과 오른쪽 정강이, 양쪽 사타구니에 있던 아토피가 말끔히 사라졌다. 하루 두 끼만 먹었을 뿐인데도 말이다. 내 몸으로 직접 경험해보니 확신이 든다. 간헐적 단식이 모든 질병을 낫게 하진 않지만, 살을 빠지게 함으로써 면역 기능이 향상되어 건강해질 수 있는 토대가 된다는 것을! 나는 늘 환자들에게 간헐적 단식을 권하고 있다. 책을 통해 이 좋은 정보를 온 국민에게 알려 비만율을 낮추는 데에도 기여하고 싶다. 게다가 당뇨병 등 여러 질병이 경감하여 틀림없이 국민건강보험료 지출도 확실히 절약될 것이다. 나는 이 하루 두 끼 다이어트를 대국민 운동으로 무료 강연 등을 통해 전 국민에게 보급하려 한다. 비만으로 피곤에 쩌들은 대한민국 국민들에게 활력을 불어넣고 다시 한번 매년 5% 이상 성장하는 한강의 기적이 재현되길 바란다.

간헐적 단식이
체중 감량과 건강을 선물한다

단식을 하면 우리 몸은 포도당이 부족하기 때문에 체지방을 연소시켜 케톤체를 에너지로 사용한다. 이러한 케톤증Ketosis 상태가 되면 감마-아미노부틸산γ-Aminobutyric Acid, GABA의 양이 늘어난다. GABA는 신경전달물질로, 신경을 억제하는 기능을 한다. 불안과 흥분 상태를 가라앉혀 차분하고 안정된 상태를 만들어준다. 또한 나쁜 콜레스테롤인 LDL이 10% 감소하고 좋은 콜레스테롤인 HDL은 증가해 심혈관이 건강해진다는 연구 결과가 있다. 체중 역시 감소하고 체질량지수도 줄어든다. 단식을 하면 지방을 비롯한 쌓여 있던 노폐물이 제거되어 피가 깨끗해지고 머리가 맑아진다. 대부분 단식을 하더라도 수분 섭취를 위해 차를 마시는데, 차에 함유된 카테킨과 저용량의 카페인, GABA가 머리를 맑게 유지시켜준다(수분 섭취는 하더라도 단식이 되도록 칼로리를 제로에 가깝도록 유지해야 한다. 커피에 설탕이나 크림을 타지 말아야 하며, 초콜릿이나 과자 등을 같이 먹지 않는 게 좋다).

🕐 단식을 장기간 하면 더 효과가 있을까?

단식이 이렇게 좋다면 간헐적이 아니라 종교인들이 수행하듯 완전히 단식하는 게 더 좋지 않을까? 이런 의문이 드는 사람도 있을 것이다. 단식을 장기간 하면 어떨까? 효과가 더 좋을까?

우리 몸은 케톤체와 다른 물질들을 에너지로 사용할 수 있지만, 역시 가장 기본적인 에너지원은 포도당이다. 포도당은 어느 정도 반드시 섭취해야 하기 때문에 단식을 장기간 하는 것은 오히려 몸에 부담이 되고 해로울 수 있다. 탄수화물은 포도당을 얻을 수 있는 가장 대표적인 영양성분이다. 다이어트할 때 많은 양의 탄수화물 섭취는 독이지만, 너무 적은 양을 섭취해도 사망률이 올라간다. 따라서 단식을 하더라도 적정량의 탄수화물은 반드시 섭취해야 한다.

간헐적 단식을 하면 적당량의 탄수화물을 십취하는 일이 쉬워진다. 우리는 음식을 통해 에너지를 섭취한다. 탄수화물, 단백질, 지방을 섭취해서 에너지를 얻는데, 아래의 그래프와 같이 탄수화물로 얻는 에너지 비율은 50%일 때 위험도가 가장 낮다. 이보다 낮거나 높으면 위험도가 올라간다. 따라서 탄수화물:지방:단백질=5:3:2의 비율이 가장 좋다.

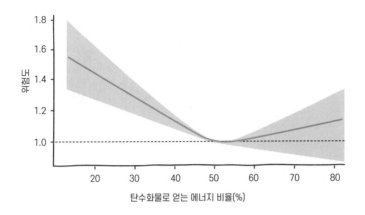

y축: 위험도

x축: 탄수화물로 얻는 에너지 비율(%)

▲ 탄수화물 섭취량과 사망률의 관계

또한 체지방이 분해되어 생긴 케톤체를 에너지로 사용하면 인슐린 분비를 줄이고 인슐린 내당성을 떨어뜨려 다이어트에 도움이 된다. 이 효과는 24시간 정도까지 증대하나 그 이후에는 더 이상 크게 떨어지지 않기 때문에 단식을 길게 하는 것보다 간헐적으로 반복하는 것이 더 효과적이다. 그래서 간헐적 단식은 하루에 아침식사를 안 하고 8시간 식사, 16시간 금식하는 방법과 일주일에 1~2번 아침식사와 점심식사를 안 하고 24시간 단식하는 방법으로 크게 나누어진다.

과학으로 밝혀낸
간헐적 단식의 효과

단식을 하면 지방을 소모해 체중 감량이 되고, 심장이 건강해지며, 머리가 맑아져 능률도 오르는 등 일석삼조의 효과를 얻을 수 있다. 영양 과잉으로 인해 발생한 질병(당뇨병, 동맥경화 등) 치료에도 도움을 준다. 이렇게 좋은 단식을 하지 말아야 할 이유는 없다. 단식의 다섯 가지 효과를 소개한다.

1. 체중 감량(체지방 감소 및 체지방 분해)

단식 중 우리의 몸은 지방을 연료로 사용한다. 텍사스대학교 갤버스턴 의과대학 연구진은 논문을 통해 24시간 단식 후에 산화되는 지방의 양이 50% 증가한다는 사실을 밝혔다. 단식은 운동보다 지방을 연소하는 효과가 크다. 때문에 체중 감량이 효율적으로 이루어진다. 체지방과 관련된 걱정 중 하나는 '근육의 손실이 일어나지 않는가'인데 그렇지 않다. 다이어트 중 체중이 줄면서 약간의 근육량이 줄어드는 것은 어쩔 수 없다. 하지만 연구 결과에 따르면 단식 중 특별한 운동을 하지 않아도 크게 근육이 손실되지 않는다는 것이 밝혀졌다. 운동을 했을 때 지방 소모가 더 많이 일어날 뿐이다.

2. 혈당 및 인슐린 수치 감소

단식을 하면 혈당이 떨어진다. 한 연구에 따르면 72시간 동안 단식한 사람들을 관찰한 결과 인슐린 수치가 처음의 절반도 되지 않는 수준이 되었다. 이러한 인슐린 감소의 70%는 단식을 하는 24시간 이내에 발생했다. 즉 간헐적 단식을 하면 인슐린 수치가 크게 낮아지고, 인슐린 내당성이 줄어들어 인슐린에 대한 반응이 민감해져서 혈당이 떨어진다. 하지만 이러한 이유로 당뇨병 환자는 단식할 때 저혈당을 주의해야 한다. 일반적으로 대부분의 당뇨병 환자들은 단식을 해도 괜찮지만 당뇨병이 심한 환자들은 저혈당에 빠질 수 있으므로 단식을 시작하기 전에 반드시 의사와 상의해야 한다.

3. 글루카곤 수치 증가

글루카곤Glucagon은 지방을 분해하고 성장호르몬의 분비를 촉진한다. 인슐린과 반대 작용을 한다고 보면 된다. 일반적인 식습관을 고려할 때 우리는 거의 하루 종일 인슐린이 대사를 지배하는 상태에 있다. 단식을 하면 글루카곤의 농도가 최고 2배까지 증가한다. 인슐린과 글루카곤 농도의 전환으로 체중 감소가 이루어진다.

4. 성장호르몬 수치 증가

성장호르몬은 지방 연소, 근육 성장, 대사 증가를 돕는다. 비만은 성장호르몬의 수치를 낮추고 과식은 성장호르

몬의 분비를 빠르게 억제하는데, 간헐적 단식을 하면 성
장호르몬 수치를 무려 6배나 증가시킬 수 있다. 단식은 성
장호르몬 수치를 높이는데, 이것이 단식 중 근육의 소실
을 막는다.

5. 전신 만성 염증 감소

비만인 사람은 염증 지표가 높게 나타난다. 염증 지표
가 높으면 각종 질병의 발생 확률이 높아진다. 단식을 하
면 적게 먹는 행위 자체로 염증 감소가 일어나 염증 수치
가 떨어지고 체지방이 줄어든다.

이 외에도 과민성 대장, 궤양성 대장염 같은 염증성 장질환
의 감소, 대장 용종 발생률 및 대장암 감소, 세포 청소 증대
(세포자멸로 불필요한 세포 제거) 등의 효과가 나타난다.

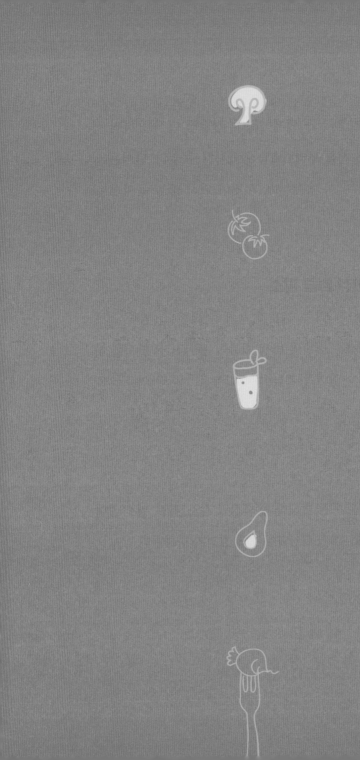

살찌는

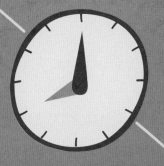

몸의 비밀

몸의 기능을 떨어뜨리는 정체, 호르몬은 경계 1호

호르몬은 우리 몸의 내·외분비샘에서 분비되어 성장, 생식, 대사 등 몸에서 일어나는 모든 작용에 영향을 미친다. 당연히 비만에도 영향을 준다.

많은 호르몬 중 비만에 영향을 주는 대표적인 호르몬은 렙틴, 그렐린, 인슐린, 코르티솔 4가지다. 이 호르몬들은 식욕과 혈당 조절에 직접적으로 관여해 얼마나 먹을지, 지방을 얼마나 저장할지 결정한다. 그러므로 이 호르몬들에 따라 체중이 결정된다고 볼 수 있다. 그런 만큼 반드시 호르몬의 작용에 대해 알아야 다이어트에 성공할 수 있다.

🕐 인슐린과 코르티솔을 주의하라

우리가 다이어트에 늘 실패하는 이유는 호르몬이 비만을 일으키고 다시 비만이 비만을 심화시키는 순환이 만들어지기 때문이다. 이것은 우리가 살이 찌는 원리와 같다. 많이 먹고 적게 운동해 자꾸 살이 불어나는 악순환처럼 말이다.

그동안 다이어트를 실패로 이끄는 식탐이나 운동 부족은 그저 개인의 성향이라고 생각해왔다. 의지가 부족해 극복하지 못하는 것이라고 여겼는데, 사실은 호르몬 때문이라는 것이 많은 연구로 밝혀지고 있다. 비만의 근본적인 원인이 호르몬이라면 우리가 노력해도 체중 감량은 어려울 수밖에 없다.

호르몬의 힘은 우리가 생각하는 것보다 거대하다. 다양한 호르몬이 제 역할에 맞춰 제대로 작용하면 건강하게 생활할 수 있다. 하지만 하나라도 이상이 발생하면 몸에서 '아프다'라는 신호를 보낸다. 살이 찌는 것도 호르몬의 이상이 보내는 신호 중 하나다. 특히 인슐린과 코르티솔이 살을 찌게 만드는 주범이다. 인슐린과 코르티솔의 분비가 많아지거나, 외부의 섭취 등으로 우리 몸에 들어와 혈중 농도가 올라가면 살이 찐다. 반대로 인슐린과 코르티솔의 혈중 농도를 떨어뜨리면 체중 감량에 성공할 수 있다.

비만균,
퍼미큐테스가 살을 찌운다

미국 워싱턴 의과대학 제프리 고든Jeffrey Gordon 교수의 연구는 장
내 균이 비만에 미치는 영향을 보여준다. 비만균이 음식에
서 더 많은 칼로리를 흡수하기 때문에 비만의 중요한 원인일 것
이라고 가정해 실험을 시작했다. 두 마리의 무균 쥐에게 각각 비
만 쥐의 장내 세균과 마른 쥐의 장내 세균을 주입한 뒤 음식
을 먹였다. 2주 후 비만균을 주사한 쥐는 날씬균을 주사한 쥐보
다 체지방이 약 2배 증가했다. 지금 나타난 효과는 작지만, 시간

이 지남에 따라 효과가 더 극적으로 나타난다고 덧붙였다. 이 실험에 등장한 비만과 관련된 장내 세균은 퍼미큐테스Firmicutes와 박테로이데테스Bacteroidetes이다.

⏱ 비만균과 날씬균;
살이 찔지 빠질지를 결정한다

비만균인 퍼미큐테스는 식욕 억제 호르몬인 렙틴의 작용을 억제해 음식을 더 먹게 한다. 소화가 잘되지 않는 섬유소를 분해하고 지방의 흡수를 촉진시켜 같은 음식을 먹더라도 더 많은 칼로리를 흡수해 체중을 늘게 한다. 반대로 박테로이데테스는 지방분해효소를 활성화해 체지방을 연소시켜 체중 감소를 돕는다. 날씬균인 박테로이데테스보다 비만균인 퍼미큐테스가 많을수록 비만이 되기 쉬우며, 실제로 비만한 사람은 마른 사람에 비해 퍼미큐테스가 약 3배 많은 것이 증명되었다.

 왜 똑같은 식사를 해도 누구는 비만이 되고 누구는 저체중이 될까? 이것은 의학자들이 오랫동안 고민하던 문제였지만, 장내 유익균과 유해균에 관련된 수많은 연구를 통해 어느 정도 설명이 가능해졌다. 많이 먹는 사람, 적게 먹는 사람이 아니라 퍼미큐테스가 많은 사람과 박테로이데테스가 많은 사람으로 구분한다면 적게 먹어도 살이 찌는 사람과 많이 먹어도 살이 찌지 않는 사람의 경우를 이해할 수 있게 된다.

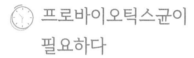

프로바이오틱스균이 필요하다

우리가 원활한 배변 활동을 위해 섭취하는 프로바이오틱스균은 살아있는 유산균으로, 박테로이데테스의 먹이가 되고 퍼미큐테스를 감소시킨다. 건강한 균인 프로바이오틱스균을 섭취하면 장내 세균의 정상화를 가져와 설사, 복통, 가스 및 팽만감 등의 증상이 완화된다. 또한 퍼미큐테스를 감소시켜 칼로리 흡수가 적어지고 렙틴이 제대로 작용한다. 그러나 프로바이오틱스가 장내 환경을 완전히 바꿀 수는 없기 때문에 렙틴의 양도 함께 증가시켜야 비만을 해결할 수 있다.

식욕 억제 호르몬,
렙틴이 고장 났다

렙틴Leptin은 1994년 록펠러대학교의 제프리 프리드먼 교수Jeffrey Fridman가 발견한 호르몬이다. 렙틴은 지방세포에서 만들어낸 단백질로 포만감을 느끼게 해 식욕을 억제하고 대사를 활발하게 만들어 체중을 줄어들게 한다. 지방세포에서 분비되므로 지방이 많을수록 렙틴의 분비가 많아져 체중이 감소한다. 렙틴에 의한 반응이 시상하부로 전달되면 음식 섭취량을 줄이고 다시 이상적인 체중으로 되돌아가려는 피드백이 시작된다. 체지방량을 일정 수준으로 유지할 수 있게 도와준다는 말이다.

🕐 렙틴 저항성이
생겼다

호르몬이 정상적으로 작용한다면 비만한 사람들은 지방량만큼 많은 렙틴이 분비되어 체중 감량에 성공해야 한다. 하지만 보통은 그렇지 못하다. 일반적으로 비만 환자의 대부분은 렙틴이 제대로 작용하지 않는 '렙틴 저항성'이 생겼기 때문이다. 렙틴 저항성이 생기면 포만감을 느끼지 못해 더 먹게 되고 대사 역시 에너지를 절약하도록 변한다. 렙틴 저항성의 원인은 다양하지만, 주로 가공식품에 첨가된 과당의 과잉 섭취 때문이다. 과당은 과일에 들어 있는데, 당류 중에서 가장 당도가 높아 액상이나 결정의 형태로 가공되어 식품에 첨가된다. 과당과 포도당이 결합한 형태가 바로 설탕이다. 설탕의 과잉 섭취가 안 좋다는 것은 이미 잘 알려져 있지만, 최근에는 과당이 더 안 좋다는 의견의 목소리가 높다.

과당의 과잉 섭취를 주의하라

미국 필라델피아 모넬 센터의 카렌 테프Karen L. Teff 박사팀은 비만 남녀 17명에게 동일한 식사를 주면서 음료는 과당과 포도당으로 나누어 제공했다. 식사하고 24시간이 지난 뒤 연구진은 이들의 정맥에서 혈액을 채취해 트라이글리세라이드Triglyceride 농도를 측정했다. 과당 음료를 마신 그룹이 포도당 음료를 마신 그룹에 비해 트라이글리세라이드 수치가 200% 높게 나타났다. 트라이글리세라이드는 콜레스테롤과 함께 동맥경화를 일으키는 혈중 지방 성분으로 지나치게 많으면 심장병으로 이어질 수 있다.

플로리다대학교의 연구진은 과당의 과잉 섭취가 렙틴 저항성을 유발하며 이는 비만의 원인이 된다고 발표했다. 쥐를 두 그룹으로 나누어 한 그룹은 과당 반응 억제제를 60% 정도 먹이고, 다른 그룹은 과당 60%를 포함한 식단을 먹이며 6개월 동안 관찰했다. 두 그룹은 6개월간 비슷한 비율로 지속적인 체중 증가를 보였으나 렙틴에 대한 반응은 달랐다. 과당 반응 억제제를 넣어 과당이 없는 식단을 섭취한 그룹은 렙틴을 투여했을 때 24시간 동안 섭취량이 현저히 감소했지만, 고과당 식단을 섭취한 그룹은 렙틴에 반응하지 않았다. 다음으로 두 그룹 모두 고지방식을 섭취하게 하는 실험을 진행했다. 공통으로 섭취량이 늘고 체중 증가를 보였지만, 이전 실험에서 고과당 섭취로 렙틴 저항성이 생긴 그룹은 더 높은 섭취량 증가와 체중 증가를 보였다. 지속적인 고과당 섭취가 불러일으킨 렙틴 저항성의 영향은 당장 눈에 보이지는 않지만, 식단의 변화에 따라 비만을 가속화시킨다는 사실이 밝혀진 것이다. 이렇듯 과당이 많이 함유된 가공식품을 다량 섭취하면 살도 찌고 렙틴 저항성까지 생긴다.

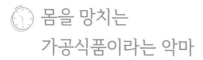

몸을 망치는 가공식품이라는 악마

가공식품을 많이 섭취해 비만이 된 예도 있다. 태국 방콕의 스님들은 새벽 5시에서 6시경에 인근 마을로 탁발을 나가 얻은 음식으로 생활을 한다. 부처님의 가르침에 따라 신자들이 제공하는 음식은 무엇이든 받아들여야 한다. 스님들은 오후에는 금식하고 오전에는 탁발로 음식을 섭취하다 보니 많은 음식을 먹을 수 없어 가벼운 몸을 유지할 수 있었다. 그러나 전 세계적으로 식습관에 큰 변화가 일자 태국도 예외가 아니었으며, 스님 역시 영향을 받게 되었다. 신자들은 자신들이 좋아하는 각종 가공식품과 청량음료, 고지방 식품을 탁발하는 스님들에게 시주하기 시작했다. 스님들은 이런 식품들로 예전보다 더 많이 식사하고 금식 시간에는 물 대신 청량음료로 에너지를 보충하게 되었다. 스님들의 식습관이 과거와는 완전히 달라진 것이다. 이런 상황에서 출라 롱콘대학교가 실시한 연구에 따르면 태국 승려의 거의 절반이 비만으로 밝혀졌다. 40% 이상이 고 콜레스테롤을, 25%는 고혈압을, 10명 중 1명은 당뇨병을 앓고 있다.

스님들은 가공식품을 많이 섭취해 과당의 영향으로 렙틴 저항성이 생겨 비만이 되었을 것이다. 원하지 않아도 신자들의 시주를 통해 얻는 가공식품을 많이 섭취할 수밖에 없었다. 식습관의 변화가 비만에 어떤 영향을 주는지 보여주는 단적인 예시이다. 우리는 스님들보다 더 많은 가공식품을 먹고 있다. 선택의 자유가 있어 먹어도 되고 안 먹어도 되지만, 맛있기 때문에 많이 먹는다. 그렇게 비만이 되면 렙틴이 많이 분비되어도 저항성이 생긴 상태라 더 많은 렙틴을 투여해도 긍정적인 효과를 얻을 수 없다. 한 연구에 의하면 당뇨병 치료제인 메트포르민Metformin 투여가 렙틴 반응을 향상시킨다는 결과가 있긴 하지만, 반대로 영향이 없었다는 결과도 있다. 그러므로 우리는 일단 다른 호르몬을 이용해 살을 조금 빼 다시 렙틴이 작용할 수 있도록 만들어야 한다.

공복 호르몬,
그렐린이 가득하면 위험하다

그렐린Ghrelin은 1999년에 발견된 호르몬으로 렙틴과 정반대의 작용을 한다. '공복 호르몬'이라고도 불리는 그렐린은 주로 위장에서 분비되지만 폐, 뼈, 내분비세포, 뇌하수체 등에서도 분비되어 시상하부를 통해 배고픔을 느끼게 해 음식을 먹게 만든다. 식사 전에 분비량이 늘었다가 식사를 하면 분비량이 줄어든다. 그렐린의 분비가 줄어들면 렙틴의 분비가 증가하여 포만감을 느끼게 해 식욕이 억제되고, 그렐린의 분비가 많아지면 식욕이 강하게 일어나 과식하게 된다. 고도비만 환자의 경우 위 용적을 줄이는 수술을 통해 적게 먹는 효과에 더불어 위에서 그렐린 분비가 되는 곳을 잘라내서 그렐린 분비가 덜 되어, 왕성한 식욕이 사라져 체중이 빠진다.

🕐 식후에도 그렐린 분비가 줄지 않아 식욕 억제가 안 된다

한 연구에서 비만한 사람은 공복 시 그렐린 농도가 마른 사람에 비해 낮다는 결과를 발표했다. 살이 찐 경우 몸에 에너지(지방)가 충분한 상태이기 때문에 그렐린이 음식을 적게 먹게 해 지방을 연소시키려는 의도다. 하지만 식사 30분 후 마른 사람은 39.5%의 그렐린 감소를 보였으나 비만한 사람은 감소가 나타나지 않았다. 식사 후에 그렐린 농도가 감소하지 않는다는 것은 식욕 억제가 어렵다는 뜻이다. 그렐린도 렙틴처럼 체중을 빼는 데 도움이 되도록 스스로 분비량이 조절되지만, 결과적으로 이미 살이 많이 찐 사람에겐 도움이 되지 않는다.

체중 증가 호르몬,
인슐린의 농도가 치솟는다

캐나다의 제이슨 펑Jason Fung 박사는 그의 책《비만코드》에서 '살을 찌게 하는 호르몬은 바로 인슐린과 코르티솔이다'라고 밝혔다. 많이 먹는다 해도 상대적으로 인슐린Insulin이 적게 분비되면 체중은 늘지 않고 적게 먹더라도 인슐린이 많이 분비되면 살이 찐다는 이론이다.

인슐린은 췌장에서 분비되는 호르몬으로 혈당량을 조절한다. 음식을 섭취한 뒤 소화가 되면 혈당이 올라간다. 이때 인슐린이 분비되어 혈액 속의 포도당을 흡수해 바로 에너지로 사용한다. 사용하고 남은 포도당은 간에 글리코겐이라는 형태로 저장되거나 지방으로 저장됐다가 나중에 혈당이 떨어졌을 때 사용된다. 식사를 하지 않을 때나 잠을 잘 때처럼 에너지 흡수는 없고 소비만 있을 때 혈당량이 떨어지면 글리코겐과 지방을 분해하여 포도당으로 사용하는 것이다. 반대로 인슐린 분비가 많으면 넘치는 혈당을 체지방으로 저장하고, 인슐린 분비가 적으면 혈당이 떨어졌다는 신호로 받아들여 지방을 연소시켜 체중이 빠진다.

🕐 인슐린의 분비가 많을수록 지방은 쌓여간다

문제는 인슐린이 많이 분비되는 경우다. 식사량과 관계없이 인슐린 분비량이 많은 시간이 길어질수록 체지방량이 증가한다. 사람마다 유전적으로 인슐린 분비 수준이 다르고, 당뇨병 같은 질환 때문에 인슐린 분비량이 많고 적을 수 있다. 하지만 누구나 식사 후에는 평상시보다 인슐린 분비량이 늘어나고 어느 정도 소화가 되면 다시 줄어든다. 기본적으로 분비되는 인슐린의 양이 100이라면 식사 후에는 120이 되었다가 소화되고 나면 다시 100으로 떨어진다. 이런 과정이 매 끼니 반복된다. 일반적으로 우리나라에선 아침식사, 점심식사, 저녁식사 세끼 먹는 것을 권장하는데, 실제로 세끼를 먹는다고 가정했을 때 건강 상태가 정상적이라면 인슐린 분비 패턴은 다음과 같다.

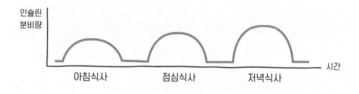

▲ 하루 세끼 먹었을 때 인슐린 분비량

인슐린 분비량은 식사량에 따라 다를 수 있는데 아침식사를 가장 적게 먹고, 저녁식사를 가장 많이 먹을 때의 인슐린 분비량은 그래프와 같다. 식사를 하지 않을 때도 인슐린은 약간 분비되지만 우리가 조절할 수 없는 부분이기 때문에 생략했다. 식사를 하면 그때마다 혈당이 올라가는 만큼 인슐린 분비량이 많아져 포도당을 에너지로 사용하고 남은 것은 글리코겐과 지방으로 저장한다. 식사를 하지 않는 시간에는 인슐린 분비량이 적어지므로 저장된 지방을 다시 분해해 사용한다. 하지만 식사와 식사 사이에 간식을 먹거나 밤늦게 야식을 먹으면 인슐린 분비 패턴은 다음과 같다.

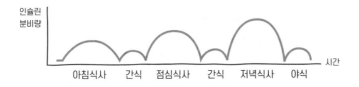

▲ 하루 세끼와 간식, 야식까지 먹었을 때 인슐린 분비량

세끼만 먹을 때와는 달리 식사 사이사이에 간식을 먹을 때마다 인슐린 분비가 추가적으로 이루어진다. 보통 식사 후 2시간 정도는 인슐린이 분비되면서 당을 에너지로 바꾸고 글리코겐과 지방으로 저장하는 소화과정이 이루어진다. 이 과정이 끝날 때쯤 간식을 먹으면 다시 인슐린의 분비량이 늘고, 간식이 소

화될 때쯤 다음 식사를 하게 된다. 인슐린 분비가 일어나는 동안에는 지방의 연소가 이루어지지 않는다. 또한 계속되는 음식 섭취로 혈당 역시 떨어지지 않아 지방으로 저장된 에너지가 사용될 가능성이 세끼만 먹을 때보다 현저히 낮아지기 때문에 그대로 지방으로 남게 되어 체중이 증가한다. 간식을 먹은 만큼 식사량을 줄여도 지방이 연소될 시간, 즉 공복 시간을 주지 않으면 지방은 계속 축적되고 조금씩 살이 찌게 되어 있다. 간식 섭취로 인해 열량 섭취도 늘어난 상태라면 더 빠르게 살이 찐다.

이것은 내가 직접 경험해봤기 때문에 잘 안다. 여러 환자를 만나 진찰하고 수술 등의 치료를 하다 보면 상당히 피곤해진다. 이를 안쓰럽게 여긴 간호사가 중간중간에 마실 음료와 간식을 챙겨주었다. 나도 에너지 보충을 해야 한다고 생각해 간식을 먹었다. 먹을 때는 좋았다. 간식을 가져다 준 간호사도 처음에는 좋게만 생각되었다. 그러나 1~2달 만에 5kg이 늘었다. 정말 순식간이었다. 늘어난 체중을 수개월에 걸쳐 다시 줄이는 것은 큰 고통이 따른다. 잠깐의 쾌락은 그 이후의 큰 고통. 이것은 먹는 것에도 그대로 적용된다.

인슐린 저항성이 체중 증가의 주범

렙틴처럼 인슐린도 식사 사이에 간식을 먹으면 인슐린 분비가 지속되어 인슐린의 농도가 높아도 혈당이 떨어지지 않는 저항성이 생긴다. 이러한 '인슐린 저항성'은 고장난 인슐린이 작용하도록 분비량을 더 늘리고 이로 인해 인슐린 농도는 더 높아진다.

또한 인슐린 저항성은 공복 시에도 인슐린 농도가 높게 유지되는 상황을 계속해서 만든다. 샌안토니오 심장연구소는 8년 이상 추적 조사를 한 결과, 공복 시 인슐린 농도가 높을 경우 대사증후군 발병률이 높다는 사실을 밝혀냈다. 다른 연구에서도 제2형 당뇨 환자에게 세 가지 방법으로 인슐린을 투여하고 그 결과를 비교했는데, 투여 방법과 관계없이 참가자들의 체중이 전반적으로 증가한 사실을 알게 됐으며, 인슐린 투여량이 많을수록 더 많은 체중 증가를 보였다.

문제는 더 있다. 소아비만 전문가 로버트 러스틱 박사는 인슐린 농도가 상승하면 렙틴의 작용이 저해된다고 발표했다. 또한 서울대학교 의과대학 생리학교실 연구팀은 "식욕 억제 호르몬인 렙틴이 분비되지 않으면 인슐린을 억제하는 단백질이 제 기능을 하지 못해 인슐린 분비가 통제되지 않는다"라고 발표했다. 인슐린의 농도 상승과 렙틴의 작용 저해가 계속되면서 체중 증가의 악순환이 시작되는 것이다.

🕐 공복 시간을 늘려 인슐린 농도를 낮춰라

인슐린 농도를 낮춰야 체중이 감소하고 대사질환을 예방할 수 있다. 어떻게 하면 인슐린 농도를 낮출 수 있을까? 가공식품이나 패스트푸드를 피하고 건강한 음식을 섭취하면 인슐린 농도가 보통 이상으로 높아지는 것을 방지할 수 있다. 하지만 이 방법으로 농도를 완전히 낮출 수는 없다. 어떤 음식은 다른 음식보다 농도를 덜 높일 수 있겠지만, 사실 모든 음식은 인슐린의 농도를 높인다. 모든 음식이 인슐린 농도를 높인다면 농도를 낮추는 유일한 방법은 음식을 아예 안 먹는 것뿐이다. 하지만 음식을 아예 안 먹을 순 없다. 그렇다면 음식을 안 먹는 시간을 최대한으로 늘리는 것만이 방법이다. 뒤에 나올 간헐적 단식, 하루 두 끼 다이어트의 원리가 바로 이것이다. 즉 8시간 동안 먹고, 16시간은 금식, 물과 녹차는 시간에 관계없이 마음껏 섭취한다. 이 방법은 100% 성공하는 다이어트의 길로 안내할 것이다.

스트레스 호르몬,
코르티솔이 과다하면 살이 찐다

긴장, 고통, 공포 등 스트레스를 받으면 부신피질호르몬인 코르티솔Cortisol이 분비된다. 코르티솔은 스트레스에 맞서 몸을 지키기 위해 단백질을 분해하여 에너지를 공급해주는 좋은 호르몬이다. 그러나 그 과정에서 혈압이나 혈당이 오르기도 하고 이상식욕, 정신장애, 심·혈관질환, 위장질환 등이 발생한다. 체중도 증가시킨다. 뭐든 지나치면 안 좋듯 만성적인 스트레스에 시달리면 코르티솔이 과다하게 분비되어 다양한 부작용이 생긴다.

코르티솔의 또 다른 이름, 체중 증가 호르몬

코르티솔의 원래 역할은 식욕을 억제하는 렙틴의 분비를 증가시키는 것이다. 스트레스를 받으면 식욕이 떨어져 먹지 않는 사람들이 있는데, 바로 코르티솔 때문이다. 반대로 코르티솔 자체가 신경 펩타이드를 활성화시켜 식욕을 증가시킨다는 연구 결과도 있다. 정상적으로 분비되는 렙틴의 양 이상으로 분비가 증가하면 렙틴 저항성이 발생해 이상식욕이 생기게 된다. 그러면 에너지 공급을 명목으로 비정상적으로 식욕이 증가하여 살이 찌고 혈당이 올라 인슐린이 많이 분비되며, 단백질 분해로 인해 근육이 줄어드는 부작용이 생긴다. 그 결과 비만, 복부비만, 당뇨병, 고혈압이 생기거나 우울증이 오기도 한다.

피부병, 알레르기질환, 관절통의 치료 목적으로 코르티솔을 복용하는 사람들도 체중이 증가한다. 특히 만성 관절통으로 코르티솔을 장기간 복용하면 체중이 늘고, 얼굴이 살이 쪄서 달처럼 둥글게 된다. 의학적으로 이런 얼굴을 '문 페이스 Moon Face(달 얼굴)'라고 부른다. 달 얼굴은 비만과도 관련이 있지만 코르티솔에 오랫동안 노출되어 발생하는 쿠싱증후군에 의한 것이다. 쿠싱증후군의 증상이 경미한 경우에도 체중이 증가하고 복부에 지방이 축적되며 점차 달 얼굴이 된다. 이 역시 호르몬 문제이므로 적게 먹거나 운동을 한다고 해서 체중이 줄지 않는다.

🕐 스트레스를 덜어내자

코르티솔로 인해 살이 찌는 것을 막으려면 스트레스를 줄이려는 노력이 필요하다. 일시적인 스트레스라면 일단 그 자리를 잠시 벗어나자. 장소를 옮기거나 잠깐 산책을 해도 좋다. 궁극적으로는 스트레스의 원인에 대한 생각을 긍정적으로 바꾸는 것이 가장 좋다. 하지만 쉽지 않기 때문에 자신만의 스트레스 관리 방법을 찾아야 한다. 즐거운 취미생활을 하거나 일상생활에 치여 하지 못했지만 정말 하고 싶었던 일들을 하면 신경전달물질인 도파민Dopamine이 분비된다. 도파민은 행복감을 주는 호르몬으로, 의욕을 고취시키고 쾌감 신호를 전달한다. 스트레스 호르몬인 코르티솔과 정반대의 작용을 한다. 평일에는 일상생활에서 스트레스를 받더라도 주말에는 꼭 나만을 위한 시간을 가져 스트레스를 상쇄시키자. 그래야 코르티솔의 분비를 막을 수 있고 살이 찌는 것을 피할 수 있다. 평온한 삶은 체중 조절에 큰 도움이 된다.

살이 빠진다고 믿게 만드는
다이어트 상식 파괴

이런저런 다양한 다이어트 방법이 범람한다. 누구는 칼로리를 줄이라고 하고, 누구는 운동만 강조한다. 누구는 무조건 굶으라 하고, 누구는 해독하면 된다 한다. 한 번쯤 들어봤을 이러한 다이어트 공식이 정말 살을 빼줄까?

'적게 먹고 운동하라'는 방법은
불변의 진리이지만 늘 실패한다

살을 뺄 방법을 찾기 전에 우선 살이 찌는 이유가 무엇인지 알아야 한다. '살이 왜 많이 찌는가?'에 대한 대답으로 누구나 이야기하는 것은 '많이 먹고, 적게 움직여서'이다. 그래서 다이어트를 한다고 하면 어디에서나, 누구에게서나 들을 수 있는 말은 '적게 먹고 운동하세요'다. 귀가 닳도록 신물 나게 많이 들어봤을 것이다.

열량은 에너지의 양으로, 숨을 쉬고 체온을 유지하고 대사 작용을 하는 데 사용된다. 섭취하는 음식에 따라 그 양이 결정되고 잉여 열량은 지방으로 저장되기 때문에 에너지를 적게 섭취하고 많이 소비하면 살이 빠진다는 '다이어트 공식'이 탄생한 것이다. 하지만 다이어트가 절박함에도 이 공식을 지키지 못하는 이유가 있다. 이 세상엔 맛있는 음식이 너무 많고 운동은 힘들다. 비만은 다른 질병처럼 당장 아파서 병원에 가야 하는 질환이 아니기 때문에 '다이어트는 내일부터 해야지!'하고 미루기 일쑤다.

1919년 워싱턴 카네기연구소는 섭취 열량을 30% 줄이자 소비 열량도 거의 비슷하게 줄어든다는 사실을 밝혀냈다. 적게 먹는다고 해서 체중이 줄어들지 않는다는 이야기다. 섭취량이 줄어든다는 것은 우리 몸의 입장에서는 생존의 문제다. 인체에는 '항상성'이라는 것이 있어 환경 변화에 대응하여 몸도 항상 일정한 상태를 유지하려고 노력한다.

　다른 연구에서도 과식한 그룹은 에너지 소비가 12~19% 증가한 반면, 제한된 식단을 섭취한 그룹은 에너지 소비가 12~17% 감소했다. 섭취량이 줄었을 때 내 몸을 이전과 같이 유지하려면 소비 역시 줄여야 한다. 즉, 대사가 줄어든다. 이때 줄어든 대사보다 섭취량이 더 적다면 살은 빠질 것이다. 다시 말해 평생 동안 섭취량을 적게 유지할 수 있다면 다이어트에 성공할 수 있다. 하지만 섭취량을 다시 늘리면 대사가 줄어 있기 때문에 요요현상이 온다. 체중이 그대로 돌아오거나 오히려 더 늘어나 고생스러웠던 다이어트가 무용지물이 된다. 단언컨대 체중 감량을 위해 줄인 식사량을 평생 유지하는 것은 불가능하다. 식욕은 본능적인 욕구이기 때문이다. 철저히 관리하다가도 어느 순간 억제됐던 식욕이 폭발하면 폭식의 유혹을 뿌리치기는 쉽지 않다.

섭취량을 줄이면 체중이 빠진다?

다이어트에서 섭취량이 큰 의미가 없다는 것은 반대로 섭취량을 크게 늘린 실험에서 증명되었다. 영국의 공중보건 연구대표 샘 펠텀Sam Feltham은 섭취량이 비만에 크게 영향을 주지 못한다는 것을 직접 실험했다. 21일 동안 평소 식사량의 두 배인 5,000칼로리를 섭취하는 실험이었다. 양질의 저탄수화물, 고지방 식단으로 구성했는데, 과도한 열량 섭취로 살이 많이 찔 것이라고 예상했지만 그렇지 않았다. 체중은 불과 1.3kg밖에 늘지 않았고 허리둘레는 3cm 정도 줄어들기까지 했다. 이 결과만으로는 살이 찌지 않는 것이 체질적인 문제로 보일 수 있어 같은 칼로리지만 고탄수화물 저지방 식단으로 구성한 실험을 한 번 더 실시했다. 이 식단에서는 체중이 7.1kg 증가하고 허리둘레는 9.25cm 늘었다. 같은 열량을 섭취했는데 결과는 완전히 다르게 나온 것이다. 사람의 체중에 섭취 열량이 영향을 미치는 것이 맞다면 식단을 다르게 구성하더라도 같은 열량을 섭취했기 때문에 비슷한 수준으로 체중이 변화했어야 한다. 하지만 완전히 다른 결과가 나왔다. 고탄수화물 식단에서만 비만이 되었다. 열량은 그다지 중요하지 않으며 식단을 어떻게 구성하는지가 체중에 더 큰 영향을 미친다. 이것은 열량을 조절하고 적게 먹어서 살을 빼라는 일반론과 대치된다. 섭취량이 많다고 해서 그만큼 살이 찌는 것이 아니므로 섭취량을 줄여야 살이 빠진다는 말은 틀린 말이다. 열량만 줄인 식단으로 약간의 체중 감량이 가능하다고 해도 비만을 해결할 수 없다는 것은 경험으로도, 수많은 실험에서도 쉽게 알 수 있다.

살을 빼려면 운동해야 한다?

운동으로 소모되는 열량은 기초대사에 비하면 얼마 되지 않는다. 하지만 다이어트 시 운동으로 인한 혈당 감소가 식욕을 증진시킨다는 것은 확실하다. 열량을 소비하는 것보다 식욕 증가와 보상심리로 인한 섭취량 증가, 운동을 제외한 다른 신체활동의 상대적 감소로 운동만으로 체중이 줄어들기는 힘들다. 다만 고강도의 운동을 했을 때 단기적으로 식욕을 억제한다는 연구 결과도 있다. 하지만 그 결과는 남성과 여성, 날씬한 사람과 비만한 사람 등에 따라 차이가 있어 아직은 다이어트 할 때 운동의 효과를 확정 짓기는 어렵다.

운동의 궁극적인 목표는 체력을 증진시키고 면역력을 향상시키는 등 건강을 좋게 하는 것이지, 다이어트 자체가 되긴 힘들다. 건강을 좋게 하는 과정에서 부가적으로 체중 감량을 약간 도울 뿐이다.

100% 성공에 이르는
시간제한 다이어트의 최강 전략

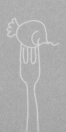

누구나

10kg

빠진다!

공복 시간을
늘려야 한다

하루 두 끼 다이어트는 무엇을 먹을지 신경 쓸 필요 없다. 섭취량도 신경 쓰지 않아도 된다. 8시간 동안 먹고 16시간의 공복 시간만 유지한다면 체중은 반드시 빠진다. 많은 현대인들이 이미 하루 두 끼를 하고 있기 때문에 그리 어렵지도 않다. 이를 습관으로 들인다면 나처럼 10kg 이상 뺄 수 있다. 이제 공복 습관을 들이자. 다이어트를 성공으로 이끄는 길이 될 것이다.

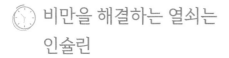

비만을 해결하는 열쇠는 인슐린

나는 비만을 해결하기 위한 열쇠가 호르몬, 특히 '인슐린'에 있다고 밝혔나. 렙틴이 식욕을 억제하지 못하고, 그렐린을 통제하지 못해 계속해서 배가 고프며, 코르티솔이 과다하게 분비되어 음식으로 스트레스를 풀어도 전체적인 인슐린 농도를 낮출 수 있다면 살이 찌지 않고 체중이 감량될 것이다. 렙틴, 그렐린, 코르티솔이 섭취와 관련이 있다면 인슐린은 섭취한 음식을 어떻게 에너지로 사용하고 저장할지 결정하기 때문이다. 게다가 자신을 통제하지 못해 적게 먹을 수도, 많이 움직일 수도 없다면 마지막 희망은 인슐린뿐이다.

인슐린 농도를 낮추려면 음식을 먹지 않아야 하지만 생명을 유지하기 위해서는 그렇게 할 수 없다. 인생에 많은 부분을 차지하는 먹는 즐거움도 포기할 수 없다. 그래서 고안된 것이 바로 '시간제한 식이요법'이다. 이미 간헐적 단식으로 많이 알려져 있다. 다만 왜 이 다이어트 방법이 유행했고 다른 수많은 다이어트 방법보다 효과적인지 정확하게 아는 사람은 별로 없을 것이다. 겉으로 보기에는 섭취 칼로리를 줄이는 것처럼 보이지만, 더 깊이 들어가면 인슐린과 관련이 아주 깊다.

과학이 증명한 시간제한 식이요법의 효과

시간제한 식이요법은 미국의 유명한 생명과학연구소인 캘리포니아 샌디에이고 인근에 위치한 라호야의 솔크연구소 소속 인도계 사친 판다Satchin Panda 교수가 정립한 이론이다. 판다 교수는 야행성 생쥐를 두 그룹으로 나누어 12주간 같은 양의 고지방식을 제공하는 실험을 진행했다. 한 그룹은 하루 종일 자유롭게 먹게 했고 한 그룹은 야간에 9시간 동안만 먹게 했다. 자유 식사를 한 그룹과 시간제한 식사를 한 그룹은 같은 칼로리를 섭취했는데도 체중 증가에서 다른 결과를 보였다. 자유 식사를 한 그룹은 42%의 체중 증가를 보였지만, 시간제한 식사를 한 그룹은 21%밖에 증가하지 않았다. 같은 양을 먹더라도 식사 시간을 제한하는 것만으로도 체중 증가의 정도를 줄인다

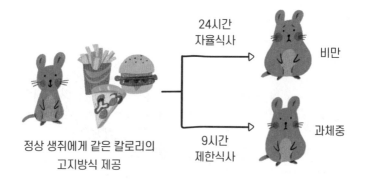

24시간
자율식사

비만

정상 생쥐에게 같은 칼로리의
고지방식 제공

9시간
제한식사

과체중

▲ 고지방식을 제공하되 시간을 제한했을 때와 아닐 때의 효과

는 결과가 나온 것이다.

이 결과를 바탕으로 굶는 시간이 길어질수록 체중 증가를 막을 수 있는지, 즉 다이어트의 효과가 커지는지 두 번째 실험을 진행했다. 생쥐를 세 그룹으로 나누어 일정 기간 같은 양의 고열량 식사를 각각 9시간, 12시간, 15시간 동안만 제공했다. 실험이 끝났을 때 9시간 동안 먹게 한 그룹은 체중이 26% 증가했고, 15시간 동안 먹게 한 그룹은 65% 증가했다. 실험 결과 똑같은 양의 식사를 주더라도 굶는 시간이 길수록 다이어트 효과가 더 크다는 것이 증명됐다.

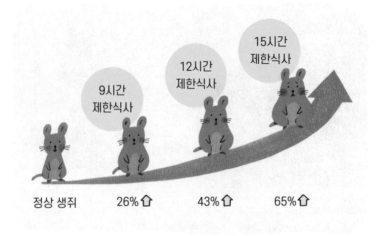

9시간
제한식사

12시간
제한식사

15시간
제한식사

정상 생쥐   26%⇧   43%⇧   65%⇧

▲ 금식 시간에 따른 체중의 변화

　이어 25주간 자유 식사를 하다 13주의 시간제한 식사를 한 뒤 다시 12주의 자유 식사를 하는 실험(13:12)을 진행했다. 자유 식사로 전환한 뒤 체중 증가가 매우 빨랐는데, 25주간 자유롭게 식사했을 때 111%의 체중이 증가된 것과 비슷했다. 38주간 자유 식사를 하다 26주의 시간제한 식사를 한 뒤 다시 12주의 자유 식사를 하는 실험(26:12)에서도 자유 식사로 전환한 후에 체중이 빠르게 증가했지만, 106% 증가하여 38주간 자유 식사를 한 그룹의 체중이 157% 증가한 것보다는 적었다. 시간제한 식이요법을 오래 지속하면 자유롭게 먹는 기간의 체중 증가를 줄일 수 있다는 결과였다.

세 가지의 실험을 통해 시간제한 식이요법(간헐적 단식)은 살이 찌는 것을 줄이는 것으로 검증되었다. 체중 감량의 효과도 관찰하기 위해 13:12 실험과 26:12 실험에서 실험 기간 내내 자유 식사를 한 그룹들을 시간제한 식사로 전환했다. 두 그룹 모두 체중 감량을 보였다. 13:12 그룹은 5%, 26:12 그룹은 12%의 체중 감량을 나타냈다. 시간제한 식사를 하다가 자유 식사를 유지하고 있던 나머지 그룹들이 각각 24.8%, 10.6%의 체중 증가를 보인 것과 큰 차이가 있었다.

이렇게 시간제한 식이요법은 지방 축적을 줄이고 비만을 해결하기 위한 식이요법으로, 금식 시간에 비례하여 다이어트 효과 또한 커진다. 자유 식사를 하다가 시간제한 식사를 하면 체중 감량을 할 수 있고, 시간제한 식사를 하다가 자유 식사를 하면 체중 증가의 정도를 줄일 수 있다. 즉, 세끼를 다 먹더라도 하루 중 처음 식사를 시작한 시간과 마지막 식사를 끝낸 시간 사이의 길이가 짧을수록 식사량을 제한하지 않더라도 다이어트 효과는 더 크게 나타난다.

⏱ 공복 시간에
지방이 분해되고 살이 빠진다

1일 1식이나 간헐적 단식이 다른 다이어트 방법에 비해 큰 노력 없이 살이 잘 빠지는 것은 앞선 연구의 결과를 통해 알 수 있다. 긴 공복 시간을 유지하면 많이 먹더라도 살이 덜 찌고, 궁극적으로는 살이 빠진다.

사친 판다 교수의 실험과 식사 후 인슐린의 작용을 연결해 생각한다면 왜 인슐린이 비만의 열쇠가 되는지 이해할 수 있다. 생쥐 실험에서처럼 시간제한 식이요법을 통해 공복 시간이 길어지면 그 공복 시간만큼 혈당량이 감소한다. 먹지 않기 때문에 자연히 감소할 수밖에 없다. 혈당량이 적은 시간이 길면 인슐린 분비가 높은 시간이 줄어든다. 즉, 지방을 축적할 시간은 줄어들고 소비할 시간은 늘어난다. 그러면 체중은 서서히 빠진다. 인슐린 농도가 낮아지면 그동안 인슐린이 과도하게 분비되어 생긴 인슐린 저항성을 줄인다. 인슐린이 제 기능을 하므로 혈당이 떨어지게 되어 당뇨병에도 도움이 된다. 나도 하루 두 끼만 먹는 간헐적 단식을 하며 혈당이 많이 떨어져 거의 정상에 가깝게 되었다. 향후 8kg만 더 감량하면 당뇨약을 복용하지 않아도 정상 혈당이 될 것 같다.

무엇보다 간헐적 단식의 가장 매력적인 이점은 제한된 시간 동안 아무리 마음껏 먹더라도 하루 종일 자유롭게 섭취할 때보다 적은 양을 먹게 된다는 것이다. 시간제한 식이요법은 섭취 칼로리가 얼마나 되느냐에 크게 집착하지 않기 때문이다. 시간제한 식이요법만 믿고 항상 과하게 먹는 것은 피해야하지만, 어쩌다 한 번의 과식을 포함해 평소처럼 적당히 같은 양을 먹는다면 칼로리는 전혀 신경 쓸 필요가 없다.

🕐 무엇을 얼마나 먹어도 좋다! 통제는 단 하나, 시간

호주 시드니대학교의 라디카 시몬Radhika Seimon 교수는 다이어트 중에 어쩌다 한 번씩 먹고 싶은 것을 먹으면 다이어트를 망치는 것이 아니라 오히려 체중 감량에 도움이 된다는 연구 결과를 발표했다. 12주 동안 일주일 내내 다이어트 식단을 먹게 한 생쥐 그룹보다 일주일에 한 번 먹고 싶은 만큼 먹게 한 생쥐 그룹이 2.3배나 몸무게를 더 줄일 수 있었다.

우리도 시간제한 식이요법을 하면 주어진 식사 시간 내에는 먹고 싶은 것을 마음껏 먹을 수 있다. 오로지 섭취 시간만 제한하기 때문에 오랫동안 유지하면서 즐겁게 다이어트할 수 있다. 시간제한에 더해 음식의 질과 양, 운동 수준까지 모두 조절할 수 있다면 누구보다 빠르고 건강하게 체중을 감량할 수 있다. 하지만 모두 통제할 수 없다면 가장 쉽게 선택할 수 있는 방법은 시간을 제한하는 것이다. 정해진 시간 동안은 즐겁게 먹고 싶은 것을 먹고 공복 시간만 지키면 된다.

통제 대상은 '시간', 단 하나다. 이것이 바로 마음껏 먹을 수 있으며 추가적인 비용이 들지 않고 통제도 쉬운 다이어트 방법이다.

하루 두 끼만 먹으면 반드시 효과가 있다

나는 1일 2식, 즉 '하루에 두 끼 먹기'를 여러분에게 강력히 권한다. 하루에 두 끼를 먹는 것은 요즘 현대인들에게는 일상적이어서 딱히 다이어트에 도움될 것 같지 않다고 생각하기 쉽다. 그래서 일본에서 먼저 유명해진 1일 1식 다이어트를 유행처럼 너도나도 도전한다. 하지만 대부분 실패한다. 그 이유를 나는 안다. 하루에 한 끼만 먹는 것은 너무 긴 시간 동안 배고픔을 참아야 하기 때문이다. 한 끼로 수많은 음식들의 유혹을 떨치기엔 우리는 음식의 즐거움을 너무 잘 안다.

하루에 한 끼만 먹게 되면 단 한 번의 기회를 잃지 않기 위해 폭식하는 경우가 많다. 각종 모임과 회식 등 피할 수 없는 자리가 있으면 1일 1식은커녕 술도 마신다. 이런 일이 몇 차례 반복되면 다이어트를 쉽게 포기하게 된다. 게다가 24시간 중 배고픔을 견뎌야 하는 시간이 너무 길다 보니 그 자체가 스트레스가 되어 코르티솔의 영향을 받아 식욕이 상승한다. 1일 1식은 시간제한 식이요법 식으로 다시 표현하면, 한 끼 식사가 소화되는 두 시간을 제외하고 대략 22시간 공복을 유지하는 다이어트 방법이다. 시간제한 식이요법 중에서도 가장 극단적인 방법이다. 그만큼 효과는 더 크지만 우리는 비만을 해결하기 위해 장기간 싸워야 한다. 장기간 싸우기 위해서는 빠른 효과보다 느리더라도 일상생활에 지장이 없고, 먹는 즐거움을 유지하면서 티 나지 않게 오래 유지할 수 있어야 한다. 요요현상도 피하려면 우리 몸이 눈치채지 못하도록 조용하게 오래 싸울 방법이 필요하다.

그래서 1일 1식보다는 덜 극단적이지만 효과는 충분한 하루 두 끼를 제안한다. 하루 두 끼 다이어트가 비만의 해결책으로는 가장 쉽고 효과적인 방법이다. 지금 내가 다이어트법이라고 제안하는 하루 두 끼 다이어트는 많은 사람들이 이미 아침식사를 거르고 점심식사, 저녁식사 두 끼만 먹는 방식으로 실천하고 있다. 바쁜 아침에 식사까지 챙길 겨를이 없는 경우가 많기 때문이다. '이미 하루 두 끼만 먹고 있는데? 그래도 살은 계속 찌고 빠지지 않는데, 이게 최고의 다이어트 방법이라고?'라고 생각할 수도 있다. 하지만 최고의 다이어트 방법이 맞다. 이미 하루 두 끼만 먹고 있지만 체중이 빠지지 않는 사람들은 자신도 모르게 꾸준히 간식을 먹거나, 야식 또는 무언가 다이어트를 방해하는 다른 요인이 있을 것이다. 이유 없는 결과는 없다.

하루 두 끼면
충분하다

우리는 하루에 세끼 먹는 것을 건강을 유지하기 위한 기본 조건으로 아주 당연하게 받아들이고 있다. 두 끼나 한 끼를 먹는 경우도 많아지긴 했지만, 언제나 기본은 세끼다. '삼시 세끼'라는 유명 TV 프로그램까지 방영될 정도로 말이다.

그런데 세끼를 챙겨 먹으면 정말 건강해질까? 우리의 세끼 식사를 자세히 들여다보자. 대부분의 사람들은 아침식사를 적게 먹고, 저녁식사를 많이 먹는다. 특히 외식하는 경우를 생각해

보면 일반적으로 저녁식사가 가장 무겁다. 이런 식사 패턴을 갖는다면 인슐린 분비량은 다음과 같다.

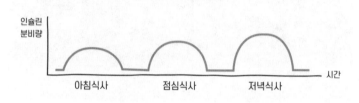

▲ 세끼 식사를 했을 때 인슐린 분비량

활동을 많이 하는 낮보다 저녁식사 때 섭취를 많이 하는 것은 다이어트에 좋지 않다. 저녁에 많이 먹으면 섭취한 에너지를 완전히 소비할 시간이 부족하기 때문이다. 그렇다고 세끼 식사가 건강에 나쁜 것은 아니다. 영양을 균형 있게 나누어 섭취하고 과식하지 않는다면 일반적으로는 건강에 좋다. 하지만 살찌는 것이 걱정이거나 비만한 사람의 경우라면 세끼 식사보다는 두 끼 식사를 하길 권한다. 세끼 중에서 한 끼를 덜어냄으로써 한 끼를 과식하더라도 에너지가 소비될 시간을 충분히 줄 수 있다. 하루 총 섭취 열량이 줄어드는 것은 덤이다. 또한 하루 두 끼를 섭취하면 먹지 않는 한 끼 식사의 즐거움은 포기해야 하지만, 체중 감량이 되어 한 끼를 잃은 것보다 더 큰 건강과 만족도를 얻을 수 있다.

⏱ 한 끼,
아침만 굶으면 된다

현대의학은 줄곧 아침식사를 반드시 해야 한다고 주장한다. 아침식사를 해야 하루의 시작을 더 활기차게 할 수 있고, 탄수화물 섭취를 통해 두뇌 회전이 빨라져 학습과 일의 능률이 오른다고 말이다. 그러나 일본의 코우다 박사를 비롯한 많은 학자들은 오전은 배설해야 할 시간대이고, 식사는 오후에 섭취하는 것이 인체의 생리에 맞는다고 주장한다. 의사인 나도 이에 동의한다. 사실 아침식사를 먹기 싫어하는 사람들도 아침식사를 꼭 하라는 현대의학의 주장 때문에 억지로 아침식사를 챙겨 먹곤 한다. 나도 작년까진 그랬다. 그러다 보니 국민들의 30% 이상이 비만이 되었다. 현대인은 복부 초음파를 하면 대부분 지방간으로 나온다. 전날 저녁에 많이 먹어서 지방이 간에 축적되어 있는데, 아침에 또 먹으니 간에 과도하게 지방이 축적되어 지방간이 되는 것이다.

무언가 이상하지 않나? 각종 질병은 현대인의 과식으로 인해 장이 처리할 수 있는 능력을 넘어 생긴 결과다. 그런데도 아침식사를 꼭 해야 한다니! 이는 현대의학의 오류다.

생리학박사 학위를 가진 나는 강력히 주장한다. 저녁때 섭취한 많은 영양소는 간에 축적되어 있다가 다음 날 오전에 방출된다. 그러니 아침식사를 먹지 않아도 관계 없다. 아침식사를 안 해도 건강에 나쁘지 않고, 오히려 생기가 넘치며, 머리 회전에도 전혀 지장이 없다. 단 성장기 어린이, 청소년의 경우와 당뇨병이 있어서 식사를 안 했을 때 저혈당에 빠지는 이들은 아침에 금식해서는 안 된다. 저혈당이 오면 손이 떨리고 식은땀이 나며 심해지면 쓰러질 수 있기 때문에 음식 섭취를 통해 당분을 공급하는 것이 중요하다.

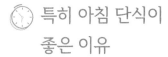# 특히 아침 단식이
좋은 이유

장에 변이 오랫동안 있으면 독성물질이 생기고, 변이 딱딱해져 주변 장기를 압박해 불편한 느낌을 준다. 대장암의 발생률도 높아진다. 그렇기 때문에 아침에 새로운 음식을 먹어 장에 부담을 주는 것보다 밤사이 소화가 되면서 생긴 노폐물들을 배출하는 것이 좋다. 그러면 장 건강도 챙기고, 피부도 좋아질 수 있다. 매일 아침 쾌변을 하는 것이 대장항문질환에 좋은 것은 두말할 필요도 없다. 섭취는 점심식사 때로 잠시 미루고 물이나 녹차를 1.5L 이상 충분히 마셔 위·대장 반사운동을 이용해 변을 잘 볼 수 있도록 하자.

위에 무언가가 들어가야 대장을 자극해서 대변을 보기가 쉬워진다. 이러한 현상을 '위·대장 반사운동Gastrocolic Reflex'이라고 한다. 사실 아침식사가 장운동을 시작하게 해서 배변을 돕지만, 녹차나 물로 수분을 충분히 섭취해도 위·대장 반사운동을 유발하여 배설을 쉽게 하도록 한다. 또한 우리 몸은 공복 상태일 때 위장과 소장에서 '모틸린Motilin'이라는 호르몬을 분비해 장운동을 활성화시킨다. 다음 식사를 대비해 장을 비우기 위함이다. 배변을 돕는 것은 아침식사가 아니어도 많다. 그러므로 배변을 위해 꼭 아침식사를 해야 할 필요는 없다.

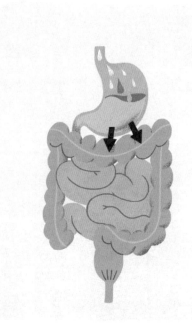

▲ 위·대장 반사운동

양형규 의학박사가 직접 경험하고 제안하는
하루 두 끼 다이어트의
탁월한 효과

1 공복 시간에 지방이 분해되고 체중이 줄어든다.

2 제한된 8시간 동안 마음껏 먹더라도 하루 종일 자유롭게 섭취할 때보다 적은 양을 섭취하게 된다.

3 식사 횟수를 줄이면 인슐린 분비량을 줄일 수 있어 체중 관리에 도움이 되고 당뇨병도 치료된다.

4 식사 대신 녹차를 마시면 노폐물을 배설할 수 있어 장 건강은 물론 피부도 좋아진다.

5 수분을 섭취하는 것만으로도 뇌가 충분히 깨어나 활기차게 활동할 수 있다.

6 충분히 양껏 먹기 때문에 폭식할 만큼 스트레스를 받지도, 배가 고프지도 않다.

다시 살찌지 않는
몸만들기

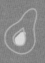

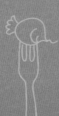

요요 막는

좋은 습관

다이어트 최대의 적,
요요를 막는 비책

우리는 다이어트에 성공했지만, 얼마 후 다시 체중이 늘어 원래의 몸무게로 돌아갔다고 풀이 죽어 있는 이들을 자주 본다. 1959년 미국 펜실베니아 의과대학 스텐카드 교수는 100명의 비만 환자 중 9.1kg 이상 체중을 감량한 후 2년 이상 유지한 사람은 2%에 불과하다고 말했다. 미국 펜실베니아 의과대학 와덴 교수도 100명의 비만 환자 중 5kg 이상 체중을 감량한 사람은 18%인데, 이 중에서 5년까지 유지한 사람은 단 5%에 지나지 않는다고 주장했다. 체중을 감량하더라도 그중 95%는 요요현상으로 체중 감량에 실패한다. 그렇다면 요요현상을 막으려면 어떻게 해야 할까? 이것은 10kg을 감량한 나 자신에게도 해당되는 이야기다. 이 장에서는 요요현상을 어떻게 막을 것인지에 대해 알아보자.

🕐 성공적인 체중 감량이란?

2001년 미국에서 〈성공적인 체중 감량 유지〉에 관한 연구를 진행한 윙과 힐Wing RR & Hill JO은 10% 이상의 의도된 초기 체중 감소를 1년 이상 유지하면 성공적인 체중 감량이라고 정의했다. 오스트레일리아의 크로퍼드Crawford 박사는 초기 체중의 5% 이상을 감량한 뒤 2년 이상 유지하면 성공적인 체중 감량이라고 정의했다.

단기간 노력해서 살을 뺄 수는 있지만 1년 이상 유지해 성공적인 체중 감량을 해내는 사람은 드물다. 2~3개월 정도 엄격

한 다이어트를 통해 5kg을 감량한 사람은 꽤 많지만, 다시 살이 찌지 않고 유지하는 사람은 통계처럼 실제로도 보기 힘들다. 다이어트를 하겠다고 말하는 사람 중 대부분은 내일부터, 월요일부터, 다음 달 1일부터를 외치며 미루고 있을 것이다. 마음먹고 시작을 해도 목표를 달성하지 못하고 중도에 포기하는 이들도 많을 것이다. 끝까지 노력해 다이어트에 성공해도 1년이나 2년 이상 지켜보면 역시 요요현상을 겪고 다시 살이 찌는 사람이 대부분이다. 목표한 체중 감량을 달성하기도 어려운데 요요현상으로 대부분이 성공하지 못한다. 도대체 요요현상은 왜 오는 것일까?

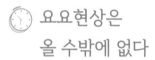 요요현상은 올 수밖에 없다

한 번 생긴 지방세포는 없어지지 않는다. 체중을 감량해도 지방세포 수는 그대로 유지된다. 단지 지방세포가 쪼그라진 상태로 크기가 작아질 뿐이다. 이 쪼그라진 지방세포는 복원력을 가지고 있어 원래의 크기로 되돌아가려 하고, 우리(숙주)에게 음식을 많이 먹도록 유도한다. 유아 때 비만이 되면 지방세포 수가 많아지기 때문에 평생 비만하기 쉽다. 한 번 만들어진 지방세포는 평생 없어지지 않고 철저히 관리해야만 작은 크기로 유지할 수 있기 때문이다. 따라서 평생의 건강을 생각해 어릴 때 비만이 되지 않도록 신경 써야 한다.

인간의 3대 욕망은 다양하게 정의되지만 대개 식욕, 성욕, 재산 욕으로 본다. 이중 식욕은 인간의 가장 큰 욕망이요, 즐거움이다. 이 즐거움을 잠시 떨쳐낼 의지가 약한 사람은 체중 감량이 잘 안되고, 되더라도 요요가 오기 쉽다. 따라서 체중을 감량하려고 먹는 것을 제한하는 것은 오래 지속할 수 없다. 그러므로 체중이 오랜 기간 동안 서서히 증가한 것처럼 체중 감량도 한 달에 1~1.5kg 정도로 서서히 진행해야 한다. 그래야 호르몬의 변화도 적다. 스트레스 관리도 중요하다. 스트레스를 받으면 많은 이들이 음식으로 스트레스를 해소하려 한다. 이혼, 별거, 해고 등 스트레스를 많이 받으면 폭식을 해서 체중이 증가하는 것이 바로 그 이유다. 다이어트 과정으로 인한 스트레스도 체중 감량을 방해하므로 받지 않도록 해야 한다.

요요를 이겨내는 방법

체중 유지는 체중 감량과 유사하다. 체중 감량부터 유지까지 장기간 지킬 수 있는 방법들을 적어보면 다음과 같다.

① 체중 조절에 자신감을 갖는다.
② 체중은 한 달에 1~1.5kg씩 서서히 감량한다. 조금 더 많이 감량해도 괜찮지만, 무리하게 감량하면 요요현상은 반드시 온다.
③ 다이어트 수첩을 이용한다. 체중 감량에 성공하더라도 다이어트 수첩으로 체중을 꾸준히 관리한다.
④ 하루 두 끼 식사를 계속한다. 건너 뛰는 식사 대신 녹차를 1.5L 이상 마신다.
⑤ 식사할 때 탄수화물은 원래 먹던 양의 70%로 줄이고, 단백질을 더 많이 섭취하며 지방을 제한한다.
⑥ 식사는 되도록 천천히 먹고, 30번 이상 씹어 넘긴다.
⑦ 간식과 야식은 절대 먹지 않는다.

⑧ 걷기 운동을 지속적으로 한다.

⑨ 스트레스 관리가 필수다. 명상, 기도 등으로 평온한 정신 상태를 유지한다. 그러면 폭식을 하지 않게 된다.

⑩ 우울증이 있으면 치료를 받고, 항우울제를 복용한다.

체중 매일 기록하기의 기적: 다이어트 수첩 활용하기

일단 체중 감량을 할 수 있다는 자신감을 갖자. 지금까지 여러 번 실패했더라도 이번에는 성공할 수 있고, 반드시 해낼 것이다. 대신 욕심은 부리지 않는다. 한 달에 10kg 감량이라는 무리한 다이어트 목표를 세우는 사람이 많은데, 이런 경우 대부분 실패로 끝난다. 반드시 성공하겠다는 일념 하나만 가지고 장기간 천천히 체중을 감량하는 것이 좋다. 다이어트를 한다는 목적이 생각나지 않을 정도로 자연스럽고 편안한 방법인 하루 두 끼 다이어트를 실천한다면 가능하다. 체중은 줄었다가도 조금만 먹으면 금방 늘어난다. 그러니 몇백 g이나 1kg 정도의 적은 몸무게에 일희일비하지 말자.

🕐 매일 아침 체중을 잰다

우선 정확한 체중계를 구입한다. 매일 아침 일어나면 소변을 보고 체중이 가장 적게 나간다고 생각될 때 체중을 잰 뒤 다이어트 수첩에 기록한다. 매일 체중을 기록하다 보면 몇 개월이 지났을 때 나도 모르게 감량되어 있을 것이다. 한 달에 1~1.5kg 정도 감량한다는 것은 체중이 감량되는 것을 눈으로 감지하기 힘들다는 이야기다. 사실 아침과 저녁에 하루 두 번만 체중을 재도 그 정도 차이는 난다. 그렇기 때문에 매일 아침 일정하게 체중을 재고 한 달 뒤, 두 달 뒤가 되어야 체중이 감량된 것이 보인다. 하지만 하루 두 끼를 잘 지키며, 과식하지 않고 운동도 한다면 조금 더 빠르게 결과를 볼 수 있을 것이다.

⏱ 무리한 목표 설정은
실패의 지름길

몇 년 전, 코미디언 김형곤 씨가 공연을 앞두고 단기간에 30kg을 감량하겠다고 다이어트를 하다가 목숨을 잃는 일이 있었다. 이렇게 단기간에 많은 체중을 감량하는 것은 시행하기도 힘들거니와 건강에도 안 좋다. 심지어 생명까지 잃을 수 있다. 운이 좋아 성공하더라도 요요현상은 100% 온다. 비만한 사람의 체중 감량 목표는 6개월 이내에 체중의 5~10%이고, 감량된 체중을 6개월 정도 계속 유지하는 것이 좋다. 즉 한 달에 1~1.5kg을 감량하는 것이 가장 좋은 목표치다. 의지는 높을수록 좋지만 다이어트 목표는 그렇지 않다. 6개월 동안 체중의 5~10%를 줄이겠다고 계획하고, 수분은 충분히 섭취해 절대로 탈수 상태에 빠져서는 안 된다. 나의 경우 몸무게가 89kg이 되었을 때 하루 두 끼 다이어트를 시작했다. 7개월이 지난 현재 10kg이 성공적으로 감량되어 79kg이 되었고, 무리하게 감량하지 않았기 때문에 요요현상 없이 계속 감량되고 있다. 6개월 후까지 7kg을 더 감량해 고2 때 몸무게인 72kg이 되는 것이 나의 최종 목표다.

체중 감량과 유지를 돕기 위해 부록으로 3개월 치 다이어트 수첩을 책에 붙여 놓았다. 처음 도전하는 것이므로 6개월보다 짧은 3개월을 우선 해보길 권한다. 3개월 이후에 나만의 규칙을 찾아내면 6개월, 1년을 목표 기간으로 잡고 하루 두 끼 다이어트를 실천해보자. 1달에 1kg 감량! 이것이 우리의 목표다.

🕐 다이어트 수첩
이용법

성공적인 다이어트를 위해 다이어트 수첩에 체중을 기록하는 것은 꼭 필요하다. 지금부터 알려주는 이용법을 참고하여 다이어트 수첩을 활용해보자.

먼저 하루 두 끼 다이어트의 핵심사항을 숙지하고, 자신의 체중과 신장으로 체질량지수(BMI)와 표준체중을 계산해 나의 비만 정도를 파악한다. 당뇨나 혈압이 있는 사람은 다이어트가 질환에 영향을 미칠 수 있기 때문에 평상시 자신의 상태와 정상 범위에 대해서도 파악해둔다. 그런 다음 자신의 건강 상태와 비만도에 따라 목표를 설정한다. 3개월이라는 시간은 어떤 사람에겐 짧게 느껴지고, 어떤 사람에겐 길게 느껴지겠지만, 습관을 형성하기에는 딱 좋은 시간이다. 매달 1~1.5kg 정도 감량하는 것을 목표로 최대 5kg을 감량하는 것을 목표 체중으로 작성한다. 체중이 100kg 이상 나간다면 체중 감량이 더 잘되기 때문에 더 크게 목표를 잡아도 좋다. 3개월 후 목표 체중을 적고 다음 장에는 현재 나의 모습과 앞으로 내가 되고 싶은 모습의 사진을 붙인다. 연예인이나 모델 혹은 자신이 날씬했을 때의 모습을 붙여도 좋다. 기록 페이지에는 체중, 허리둘레, 식사, 혈당/혈압을 기록할 수 있도록 했다. 체중은 매일 기록하고, 허리둘레는 2~3일에 한 번 재서 기록한다. 식사는 간단하게 무엇을 먹었는지 적는다. 과식이나 음주를 했던 날도 체크하면 좋다. 특히, 아침식사 대신 녹차를 섭취하는 것을 추천하므로 매일 녹차를 얼마나 마셨는지 체크할 수 있도록 했다. 운동 칸에는 그날 했던 산책이나 걷기 시간을 적는다. 혈당/혈압은 가정에서 잴 수 있다면 매일 체크하되, 여건이 되지 않는다면 병원에 방문할 때마다 적는다.

다이어트 수첩은 다이어트를 성공으로 이끄는 최고의 도우미다. 부록으로 수록된 다이어트 수첩을 100% 활용해 다이어트 성공에 조금 더 가까이 갈 수 있길 희망한다.

Week
1

날짜		8 / 1	8 / 2	/
체중		79kg	78.9kg	
허리둘레		90cm	90cm	
운동		걷기 30분	걷기 30분 자전거 20분	
식사	아침	X	X	
	점심	쌀밥(반그릇), 미역국, 불고기, 김치	잡곡밥, 된장국, 나물, 달걀 후라이	
	저녁	자장면, 탕수육 조금	치킨, 맥주	
녹차 1.5L		🝆🝆🝆🝆	🝆🝆🝆	

▲ 다이어트 수첩 기록 예시

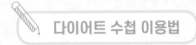

① 체중은 한 달에 1~1.5kg 감량을 목표로 서서히 지속적으로 감량한다.

② 체중은 기상 직후 소변을 본 상태에서 옷을 벗고 측정한다(측정한 체중을 핸드폰으로 찍어두면 좋다).

③ 허리둘레는 일주일에 한 번 이상 측정한다.

④ 운동은 간단히 기록한다.
　(예:산책 30분, 등산 2시간)

⑤ 식사는 끼니때마다 먹은 것을 간단히 기록한다.
　(예:아침-블랙커피 1잔, 점심-구내식당 백반, 저녁-중국식 코스 요리)

⑥ 3개월이 지나면 몇 kg 감량했는지 적고, 목표를 달성했다면 스스로에게 선물을 한다.

40분 걷기의
놀라운 힘

나는 평소 핸드폰에 만보계 앱을 설치하고 8,000보 이상 걷는
다. 보통 매일 40분 정도씩 걷고 있다. 출퇴근 시 대중교통을 이
용하면 약 2,500보 정도 더 걷는다. 많이 걷는 편이 아니어서 일
주일에 세 번은 우리 집 반려견 순디와 함께 가까운 올림픽공
원에서 산책을 한다. 때로는 호숫가에 나가 앉아 호수를 바라
보며 밀렸던 전화도 하고 멍을 때리기도 한다. 멍 때리기는 뇌
를 잠시 쉬게 해주어 창의성 있는 사고를 하는데 반드시 필요

하다. 그리고 주말에는 2시간 정도 나지막한 산을 등산한다
(높은 산이 아니어서 차라리 하이킹이라고 부르는 게 낫다). 산속을 걷
다 보면 나무에서 나오는 나무 향이 나는 너무 좋다. 소위 피톤
치드라는 것으로 항노화, 항산화, 항균작용이 있어 우리 몸에 좋
다. 산림욕을 하면 피톤치드를 많이 흡수할 수 있어 좋은 것이
다. 이외에도 걷는 것은 장점이 많다.

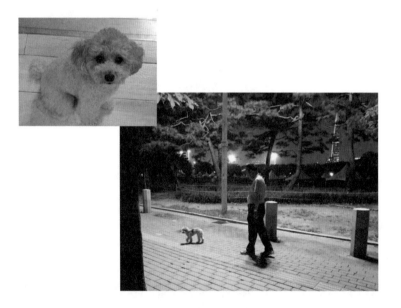

▲ 순디와 함께 하는 산책

칸트, 찰스 디킨스, 스티브 잡스 그들이 걸었던 이유

독일의 철학자 칸트는 매일 완벽하게 반복적인 스케줄로 절제된 생활을 했다. 그의 일과 중 가장 잘 알려진 것은 산책이다. 오후 3시 30분만 되면 매일 하루도 빠짐없이 산책을 하러 나가 동네 사람들이 칸트를 보고 시간을 알 정도였다고 한다. 루소의 책《에밀》을 읽느라 시간을 놓쳤던 며칠을 제외하고는 평생 산책을 했다. 또 영국의 국민작가이자 저널리스트인 찰스 디킨스는 불면증에 시달려 밤낮으로 수십 킬로미터를 걸어 다니면서 아이디어를 떠올렸다. 얼마나 산책을 많이 했으면 산책하는 중에 《밤 산책》이라는 수필도 썼을 정도다. 세계적인 IT 회사의 CEO인 스티브 잡스와 마크 저커버그는 걸으면서 회의하고 면접도 봤다. 이들뿐만 아니라 성공한 사람 중에는 걷기를 생활화하는 이들이 많다. 왜 그렇게 걷기를 중요시 여긴 걸까?

걷기는 혈액순환을 좋게 만들어 건강에 좋고 체중 감량에도 도움이 된다. 뿐만 아니라 걷는 동안은 휴대폰이나 SNS, 각종 정보의 파도에서 벗어나 뇌를 쉬게 할 수 있으며, 나와 주변을 돌아보며 사색하는 시간을 가질 수 있어 정신 건강에도 좋다.

🕐 빠른 걷기 정도가 건강에 좋다

운동의 강도도 중요하다. 우리가 잘 아는 운동선수 중에 암으로 젊은 나이에 타계한 사람이 꽤 있다. 야구선수 최동원은 54세에 직장암으로 사망했다. 국민타자 장효조 선수는 55세 때에 간암으로 생을 마감했다. 보통 운동선수들이 더 오래 살 것이라 생각하지만 일반인들보다 수명이 짧다. 왜 그럴까? 바로 활성산소 때문이다. 우리가 호흡할 때 들이마시는 산소의 2%는 활성산소로 전환된다. 활성산소는 유리기로써 몸에서 염증을 일으키고, 암을 유발한다. 운동량이 많은 운동선수들은 활성산소가 일반인보다 많이 생성되어 암 등의 질병이 발생하고, 노화가 빨리 일어나 수명이 짧은 경우가 많다. 즉 체중을 감량하려고 심하게 운동을 지속하면 오히려 건강이 나빠질 수 있다.

운동선수를 예시로 든 것이 와닿지 않는다면 일반인을 예로 들어보겠다. 스피닝은 재미있게 운동할 수 있어 다이어트가 목적인 사람들에게 요즘 인기가 많다. 그러나 부작용을 겪기 쉬운 것으로도 유명하다. 운동 강도가 굉장히 세고 칼로리 소모가 많아 다이어트 효과가 뛰어나지만, 운동을 갑자기 과하게 해 근육이 한계를 버티지 못하고 녹아내려 급성 신부전증으로 이어지는 횡문근 융해증이 생길 수 있다. 자칫 잘못하면 평생을 병원에 다니며 살아야 할 수도 있다.

운동 강도는 땀이 약간만 날 정도, 즉 빨리 걷는 정도가 좋다. 천천히 걷는 것이 익숙해지면 서서히 강도를 올리는데 너무 과하게 걷지 않도록 주의한다. 그래서 나는 등산도 너무 가파른 코스보다 나지막한 코스를 권하고 중간중간 자주 쉬어 갈 것을 권한다. 세상의 모든 것들은 좋은 면이 있으면 나쁜 면도 있다. 운동은 반드시 필요하지만 과하면 건강에 좋지 않다.

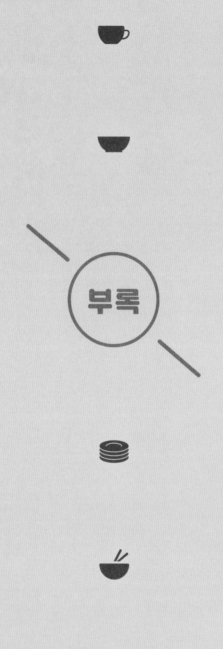

비만의 평가

우리나라 성인 3명 중 1명은 비만이다. 특히 남성은 40%가량이 비만이다. 내가 비만인지 아닌지, 비만이면 얼마나 심한 비만인지 아는 것은 무엇보다 중요하다. 체중 감량의 목표를 정확히 세워 몸에 무리가 가지 않게 살을 뺄 수 있기 때문이다.

비만의 평가는 다양한 방법으로 가능하다. 가장 간단하고 정확한 방법은 병원이나 헬스장을 방문해 인바디를 통해 체성분을 분석하는 것이다. 병원을 방문하기 힘들다면 요즘에는 스마트폰과 연동해 체성분 측정이 가능한 제품들이 많다. 스마트 체중계나 스마트 워치를 사용하면 병원에서 측정하는 것보다는 정확도가 떨어지지만 체성분과 심박 수, 산소포화도, 운동량 등을 측정할 수 있어 손쉽게 나의 몸 상태를 체크할 수 있다. 체질량지수와 더불어 체지방량과 복부둘레에 대해 알아보고 자신이 얼마나 비만한지 평가해보자.

1 신장에 의한 표준체중 산출법(브로카변법)과 비만도 계산

① 신장이 150cm 미만이라면

표준체중 = 신장(cm) - 100

② 신장이 150cm 이상 160cm 미만이라면

표준체중 = {신장(cm) - 150} ÷ 2 + 50

키가 156cm인 경우 표준체중은 (156-150)÷2+50이므로 53kg 이다.

③ 신장이 160cm 이상이라면

표준체중 = (신장-100) × 0.9

키가 170cm이면 (170-100)×0.9=63kg이므로 63kg이 표 준체중이고, 63kg에서 위아래로 10%, 즉 90%에서 110%까지 인 56.7~69.3kg을 정상체중으로 본다. 110% 이상인 69.3kg 이

상이면 과체중, 120% 이상인 75.6kg 이상이면 비만, 140% 이상인 88.2kg 이상이면 고도비만으로 평가할 수 있다.

표준체중과 비교	판정
90% 이하	저체중
90~110%	정상
110~120%	과체중
120~140%	비만
140% 이상	고도비만

▲ 표준체중에 따른 비만 평가

2 체질량지수(Body Mass Index, BMI)를 활용한 비만도 계산

체질량지수 = 체중 ÷ 신장(m) ÷ 신장(m)

비만의 평가를 위해 가장 먼저 측정해야 할 것은 바로 체질량지수다. 전 세계적으로 가장 많이 사용되는 비만 평가방법으로 가장 중요한 지표다. 체질량지수가 너무 낮거나 높으면 사망률이 올라간다. 체질량지수는 체중을 신장의 제곱으로 나누어 계산한다. 체중은 8시간 금식 후 소변을 본 후 재는 것이 가

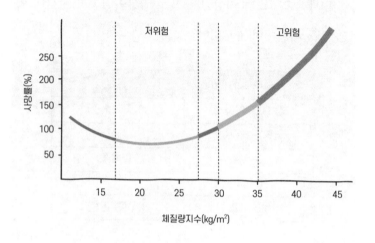

▲ 체질량지수와 사망률의 상관관계

장 정확하다.

대한비만학회에서는 아시아-태평양 지역의 비만 진단기준에 따라 재정의해 25kg/m² 이상을 비만, 18.5kg/m² 미만은 저체중이라고 정의한다. 비만은 정도에 따라 다시 3단계로 구분해 30kg/m² 미만은 1단계, 35kg/m² 미만은 2단계, 35kg/m² 이상은 3단계 비만으로 정의했다. 25kg/m² 이상부터는 비만으로 식이조절, 운동, 약물요법을 통한 치료가 필요하다.

분류	체질량지수(kg/m²)
저체중	18.5 미만
정상체중	18.5~23 미만
비만 전단계(과체중)	23~25 미만
1단계 비만	25~30 미만
2단계 비만(고도비만)	30~35 미만
3단계 비만(초고도비만)	35 이상

▲ 한국인의 체질량지수에 따른 비만 분류

3 체지방률로 보는 비만도

체지방률은 체중에서 체지방이 차지하는 비율이다. CT 촬영이나 생체 전기저항 분석법Bio-electrical Impedance Analysis, BIA 이중 에너지 엑스선 흡수법Dual Energy X-Ray Absorptiometry, DEXA을 이용하는 기계를 통해서만 측정이 가능해 병원이나 관련 기관들을 방문해야만 한다. 생체 전기저항 분석법은 우리가 흔히 검진센터나 스포츠센터의 헬스장에서 보는 기계의 측정 방식이다. 체중계처럼 생긴 기계에 맨발로 두발을 올려놓고, 양손으로 손잡이를 잡아 생체 전기의 저항으로 체지방률을 측정하는 방법이다. 체지방률은 일반적으로 나이가 들수록 증가하는 경향이 있고, 임신 가능성과 호르몬 등 신체적 차이로 인해 여성이 남성보다 10% 정도 더 높게 나타난다.

8~39세 사이의 여성이 BMI가 23kg/m² 이하로 마르거나 정상체중임에도 불구하고 체지방률이 32~33% 이상 높으면 마른 비만이라고 한다. 옳지 않은 방법으로 다이어트를 했을 때 많이 발생한다. 마른 비만은 겉으로 봤을 때 건강해 보이지만 비만 체중일 때와 마찬가지로 대사증후군에 걸릴 확률이 높고, 혈관질환이 발생할 위험도 높다.

	남자	여자
필수 지방	2~5%	10~13%
운동선수	6~13%	14~20%
정상	14~17%	21~24%
평균	18~24%	25~31%
비만	25% 이상	32% 이상

▲ 체지방률에 따른 비만 기준

4 허리둘레로 측정하는 비만도

남자 90cm 이상, 여자 85cm 이상

허리둘레는 복부비만을 평가하는 단순하면서 정확한 방법이다. 피하지방은 식이요법과 운동으로 관리할 수 있지만 내장지방은 더 복합적인 관리가 필요하다. 2006년 대한비만학회에서는 허리둘레가 남자 90cm 이상, 여자 85cm 이상을 복부비만으로 정했다. 측정은 양발을 25~30cm 정도 벌리고 숨을 편히 내쉰 상태에서 줄자로 허리둘레를 잰다. 허리둘레를 너무 압박하며 측정하면 실제보다 적게 나오므로 약간 느슨하게 재는데 0.1cm까지 측정한다. 2012년 기준 남자 23.2%, 여자 23.8%가 복부비만율을 보였으며, 60대에서 가장 높았다. 인구의 4분의 1이 복부비만이다.

비만의 의학적 치료

100가지도 넘는 다양한 다이어트의 성공률은 10% 미만이다. 이런 이유로 누구나 한 번쯤은 비만 치료약을 먹거나 수술 치료를 고민한다. 하지만 약물치료는 어떤 약이든 부작용이 있다. 수술치료 또한 식이요법과 운동으로 체중을 감량해보고 그래도 안될 때 맨 마지막에 고려해 볼 치료법이다. 앞에서도 이야기했지만, 체중 감량에 가장 좋은 방법은 식이요법과 차 다이어트 요법, 운동요법이다. 그래도 궁금해하는 독자를 위해 약물치료와 수술치료에 대한 정보를 알려주고자 한다.

1 수술치료

비만대사수술은 위의 크기를 줄여 음식물의 섭취를 제한하거나 위에서 소장으로 우회로를 만들어 소화와 흡수의 과정을 변형시키는 치료 방법으로, 체중 감량과 혈당 관리에 직접적으로 도움을 준다. 그래도 가장 마지막에 고려해야 하는 치료법임을 잊지 말자.

① 위조절 밴드술과 실리콘 링

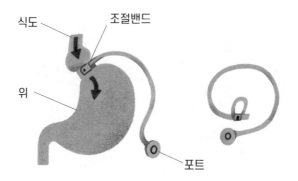

- 실리콘 링을 체외로 빼서 생리식염수로 위의 내경을 조절한다.
- 실리콘 링을 제거하면 원상으로 복귀하나 링이 위를 파고들어 가수 신해철은 사망했다.
- 최근에는 사용이 감소하는 추세다.

② 위 소매 절제술

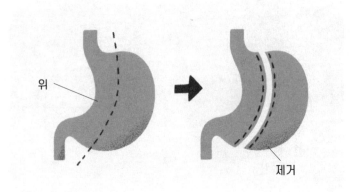

• 복강경으로 점선 부분을 잘라내 약 200~400cc의 용적을
남긴다.

• 식욕을 자극하는 그렐린 호르몬이 제거하는 부분에서 많
이 나와 이 부분을 절제하면 식욕이 줄고 위 용적이 작아
져 체중이 감소한다.

• 합병증이 적고 후에 위내시경이 자유롭다.

③ 루와이 위 우회술

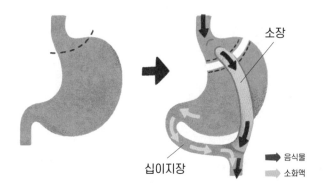

소장

십이지장

음식물
소화액

- 그림처럼 점선으로 위를 자른 후 Y자 모양으로 소장을 문합한다.
- 당뇨병 환자에게 특히 좋고 체중 감량 효과가 가장 크다.
- 수술 시간이 길고 후에 위내시경이 힘들다.

2 약물치료

약물요법은 보조적 치료다. 다이어트 약물 복용 후 사망에 이른 경우가 2017년 기준 5건에 이른다. 또한 약물을 끊으면 마법에 걸렸다 풀린 것처럼 다시 원래의 체중으로 돌아간다. 되도록 약물치료를 권장하고 싶지 않다. 식이요법과 운동을 통해 다이어트에 성공할 수 있도록 하자.

① **흡수 억제제** 제니칼Xenical

• 식전, 식사 중 또는 식후 1시간 이내에 1회 120mg, 1정을 복용하고 1일 3회 투여할 수 있다.

• 주로 위장관계에 부작용이 있어 장 출혈이 있거나 위궤양이 있는 환자는 사용하면 안 된다. 또 담관이 막힌 환자, 담즙 분비가 정지된 환자, 만성 흡수 불량 환자도 사용해서는 안 된다.

• 이 약을 복용하면 지용성 비타민과 베타카로틴의 흡수가 감소해 비타민 결핍증에 걸릴 수 있으므로 종합비타민을 1알씩 복용한다.

② **식욕 억제제** 벨빅Belviq

- 로카세린을 주성분으로 하는 약으로 세로토닌 2C수용체를 활성화시켜 포만감을 증대시킨다.
- 1년간 벨빅을 투여받은 사람들은 평균 7.9kg의 체중 감량이 있었고, 2년간 사용하더라도 부작용이 별로 없다는 것이 입증되었다.
- 제2형 당뇨병이 있어 당뇨약을 복용 중인 환자가 벨빅을 복용하면 저혈당이 올 수 있다.
- 1일 2회 1정(10mg)씩 아침식사, 저녁식사 전에 복용한다. 식사와 상관없이 투여가 가능하다.

③ **식욕 억제제** 콘트라브Contrav

- 중독 치료제 날트렉손과 우울증 치료제 부프로피온의 복합제이다.
- 음식을 먹지 않아도 만족감을 주어 식탐을 억제하도록 도와준다.
- 콘트라브를 복용한 환자 중 36%가 체중을 5% 이상 감량하는 데 성공했다.

- 처음에는 1일 1회 1알로 시작하고 4주 동안 증량한다(1주: 오전 1알, 2주: 오전·오후 1알씩, 3주: 오전 2알 오후 1알, 4주: 오전·오후 2알씩). 단, 하루 최대 4정 이상 복용하지 않는다.
- 비마약성 의약품이기 때문에 장기 복용 시에도 상대적으로 안전하다.
- 신장장애환자와 간장애 환자는 투약이 금지된다.

④ 식욕 억제제 **삭센다**Saxenda

- 리라글루티드를 주성분으로 한다.
- 원래는 당뇨병 치료제였는데 체중 감량 효과가 발견되어 다이어트 약물로 사용하기 시작했다.
- 1일 1회 피하에 주사하는 치료제로 하루 1회 0.6mg씩 주사한다. 1주일마다 0.6mg씩 증량하여 최대 3.0mg 주사해도 된다.
- 인슐린 주사를 맞는 당뇨병 환자는 삭센다를 투여했을 때 저혈당이 생길 수 있으므로 두 약제를 동시에 사용해서는 안 된다(당뇨약의 투여량을 줄여서 같이 사용하기도 한다).

⑤ **에너지 대사 촉진제** 에페드린Ephedrine과 카페인Caffeine

- 에페드린은 마황에 포함된 성분으로 아드레날린과 비슷하다. 기관지 확장, 혈압 상승, 심기능 촉진은 물론 짧은 기간에 체중을 감소시키는 효과가 있다. 열 생성을 촉진해 섭취한 열량을 많이 사용하게 되고 기초대사량을 높인다.

- 에페드린과 카페인을 결합한 약물은 체중 감량을 위해 쓰일 수 있다. 이 약물은 덴마크에서 오랜 기간 비만 약물로 허가되어 사용되어 왔다.

- 2013년 앤Ann 등의 논문에 의하면 에페드린 20mg과 카페인 200mg을 혼합한 약물을 하루 세 번 복용시켰더니 24주 후 체중의 5.9%가 감소하고 체지방량이 4.3kg(7.6%) 감소했다.

참고문헌

1. Benedict, Francis Gano. Human vitality and efficiency under prolonged restricted diet. Washington Carnegie Institution of Washington, 1919.

2. Appelbaum, M., Bostsarron, J., Lacatis, D. Effect of caloric restriction and excessive caloric intake on energy expenditure. American Journal of Clinical Nutrition. 1971;1405-1409

3. Marjorie Pomerleau, Pascal Imbeault, Torrey Parker, Eric Doucet. Effects of exercise intensity on food intake and appetite in women. The American Journal of Clinical Nutrition. 2004 Nov;1230-1236

4. Ruth E. Ley, Peter J. Turnbaugh, Samuel Klein & Jeffrey I. Gordon. Human gut microbes associated with obesity. 2006 Dec;1022-1023

5. Oh B, Kim BS, Kim JW, Kim JS, Koh SJ, Kim BG, Lee KL, Chun J. The Effect of probiotics on gut microbiota during the helicobacter pylori Eradication: Randomized Controlled Trial, Helicobacter. 2016 Jun;21(3):165-74

6. Karen L. Teff, Joanne Grudziak, Raymond R. Townsend, Tamara N. Dunn, and others. Endocrine and metabolic effects of consuming fructose -and glucose- sweetened beverages with meals in obese men and women: Influence of insulin resistance on plasma triglyceride responses. The Journal of Clinical Endocrinology & Metabolism. 2009 May;94(5):1562-1569

7. Alexandra Shapiro, Wei Mu, Carlos Roncal, Kit-Yan Cheng, Richard J. Johnson, and Philip J. Scarpace. Fructose-induced leptin resistance exacerbates weight gain in response to subsequent high fat feeding. American Journal of Physiology Regulatory Integrative and Comparative Physiology. 2008 Nov; 295(5): R1370-R1375

8. Kim YW, Kim JY, Park YH, Park SY, Won KC, Choi KH, Huh JY, Moon KH. Metformin restore leptin sensitivity in high-fat–fed obese rats with leptin resistance, Diabetes. 2006 Mar;55(3):716-24

9. Mannucci E1, Ognibene A, Cremasco F, Bardini G, Mencucci A, Pierazzuoli E, Ciani S, Messeri G, Rotella CM. Effect of metformin on glucagon-like peptide 1(GLP-1) and leptin levels in obese nondiabetic subjects, Diabetes Care. 2001 Mar;24(3):489-94

10. English PJ, Ghatei MA, Malik IA, Bloom SR, Wilding JP. Food fails to suppress ghrelin levels in obese humans. The Journal of Clinical Endocrinology & Metabolism. 2002 Jun;2984-2987

11. Han TS, Williams K, Sattar N, Hunt KJ, Lean ME, Haffner SM. Analysis of obesity and hyperinsulinemia in the development of metabolic syndrome. Obesity Research. 2002 Sep;10(9):923-31

12. Rury R. Holman, M.B., Ch.B., F.R.C.P., Kerensa I. Thorne, M.Sc., and others. Addition of biphasic, prandial, or basal insulin to oral therapy in type 2 diabetes. The new England Journal of Medicine. 2007 Oct;357(17): 1716-30

13. Sun-Hyun Park, Shin-Young Ryu, Weon-Jin Yu, and others. Leptin promotes KATP channel trafficking by AMPK signaling in pancreatic β-cells, PNAS. 2013 July 30;110(31):12673-12678

14. Amandine Chaix, Amir Zarrinpar, Phuong Miu, Satchidananda Panda. Time-restricted feeding is a preventative and therapeutic intervention against diverse nutritional challenges. Cell Metabolism. 2014 Dec;991-1005

15. Radhika V. Seimon, Yan-Chuan Shi, Katy Slack, and others. Intermittent moderate energy restriction improves weight loss efficiency in diet-induced obese Mice. PLoS ONE. 2016 Jan;11(1): e0145157

16. De Castro JM. The time of day and the proportions of macronutrients eaten are related to total daily food intake. The British Journal of Nutrition. 2007 Nov;98(5):1077-83

17. Jakubowicz D1, Barnea M, Wainstein J, Froy O. High caloric intake at breakfast vs. dinner differentially influences weight loss of overweight and obese women. Obesity(Silver Spring). 2013 Dec;21(12):2504-12

18. Muthayya S, Thomas T, Srinivasan K, Rao K, Kurpad AV, van Klinken JW, Owen G, de Bruin EA. Consumption of a mid-mornig snack improves memory but not attention in school children. Physiology Behavier. 2007 Jan 30;90(1):142-50

19. Green MW, Elliman NA, Rogers PJ. Lack of effect of short-term fasting on cognitive function. Journal of Psychiatry Research. 1995 May-Jun;29(3):245-53

20. O. E. Owen, A. P. Morgan, H. G. Kemp, J. M. Sullivan, M. G. Herrera, and G. F. Cahill, Jr. Brain metabolism during fasting. The Journal of Clinical Investigation. 1967 Oct;46(10):1589-1595.

21. Young Se Kwon, Sang-Wuk Jeong, Dong Wook Kim, Eun Sil Choi, Byong Kwan Son. Effects of the ketogenic diet on neurogenesis after kainic acid-induced seizures in mice. Epilepsy Research. 2008 Fed;186-194

22. Knapik JJ, Meredith CN, Jones BH, Suek L, Young VR, Evans WJ. Influence of fasting on carbohydrate and fat metabolism during rest and exercise in men. Journal of Applied Physiology(1985). 1988 May;64(5):1923-9

23. G. L. Dohm, R. T. Beeker, R. G. Israel, and E. B. Tapscott. Metabolic responses to exercise after fasting. Journal of Applied Physiology. 1986 Oct;1363-1368

24. Martin A, Normand S, Sothier M, Peyrat J, Louche-Pelissier C, Laville M. Is advice for breakfast consumption justified? Results from a short-term dietary and metabolic experiment in young healthy men. British Journal of Nutrition. 2000 Sep;84(3):337-44

25. Sarri KO, Tzanakis NE, Linardakis MK, Mamalakis GD, Kafatos AG. Effects of greek orthodox christian church fasting on serum lipids and obesity. BMC Public Health. 2003 May 16;3:16

26. Sarri KO, Linardakis MK, Bervanaki FN, Tzanakis NE, Kafatos AG. Greek Orthodox fasting rituals: A hidden characteristic of the mediterranean diet of Crete. British Journal of Nutrition. 2004 Aug;92(2):s277-84.

27. Adlouni A, Ghalim N, Benslimane A, Lecerf JM, Saile R. Fasting during Ramadan induces a marked increase in high-density lipoprotein cholesterol and decrease in low-density lipoprotein cholesterol. Annals of Nutrition and Metabolism. 1997:41(4):242-9

28. Robin A. Wilson, William Deasy, Christos G. Stathis, Alan Hayes, and Matthew B. Cooke, Intermittent fasting with or without exercise prevents weight gain and improves lipids in diet-induced obese mice, Nutrients. 2018 Mar;10(3):346.

29. S. Klein, Y. Sakurai, J. A. Romijn, and R. M. Carroll. Progressive alterations in lipid and glucose metabolism during short-term fasting in young adult men. The American Journal of Physiology. 1993 Nov;E801-E806

30. Errol B. Marliss, Thomas T. Aoki, Roger H. Unger, J. Stuart Soeldner, and George F. Cahill Jr. Glucagon levels and metabolic effects in fasting man. The Journal of Clinical Investigation. 1970 Dec 1;49(12):2256-2270.

31. J.O.L Jørgensen, L Thuesen, T Ingemann-Hansen, S.A Pedersen, IJørgensen, N.E Skakkebaek, J.S Christiansen. Beneficial effects of growth hormone treatment in GH_dfficient adults. The Lancet. 1989 Jun 3;1221-12253

32. Jesse Roth, Seymour M. Glick, Rosalyn S. Yalow, Solomon A. Berson, Hypoglycemia: A potent stimulus to secretion of growth hormone. Science. 1963 May 31;987-988

33. Daniel R, Cottam Samer G, Mattar Emma, Barinas-MitchellGeorge, EidLewis KullerDavid E, KelleyPhilip R Schauer. The chronic inflammatory hypothesis for the morbidity associated with morbid obesity: Implications and effects of weight loss. Obesity Surgery. 2004 May;589-600

34. Min Wei, Sebastian Brandhorst, Mahshid Shelehchi, and others. Fasting-mimicking diet and markers/risk factors for aging, diabetes, cancer, and cardiovascular disease. Science Translational Medicine. 2017 Feb 15;eaai8700

35. Katsuyasu Kouda, Harunobu Nakamura, Hirao Kohno, Sang Kil Ha-Kawa, Rikio Tokunaga, Satoshi Sawada, Dietary restriction: Effects of short-term fasting on protein uptake and cell death/proliferation in the rat liver. Mechanisms of Ageing and Development. May 2004;375-380